utb 4669

Eine Arbeitsgemeinschaft der Verlage

Böhlau Verlag · Wien · Köln · Weimar
Verlag Barbara Budrich · Opladen · Toronto
facultas · Wien
Wilhelm Fink · Paderborn
A. Francke Verlag · Tübingen
Haupt Verlag · Bern
Verlag Julius Klinkhardt · Bad Heilbrunn
Mohr Siebeck · Tübingen
Ernst Reinhardt Verlag · München · Basel
Ferdinand Schöningh · Paderborn
Eugen Ulmer Verlag · Stuttgart
UVK Verlagsgesellschaft · Konstanz, mit UVK/Lucius · München
Vandenhoeck & Ruprecht · Göttingen · Bristol
Waxmann · Münster · New York

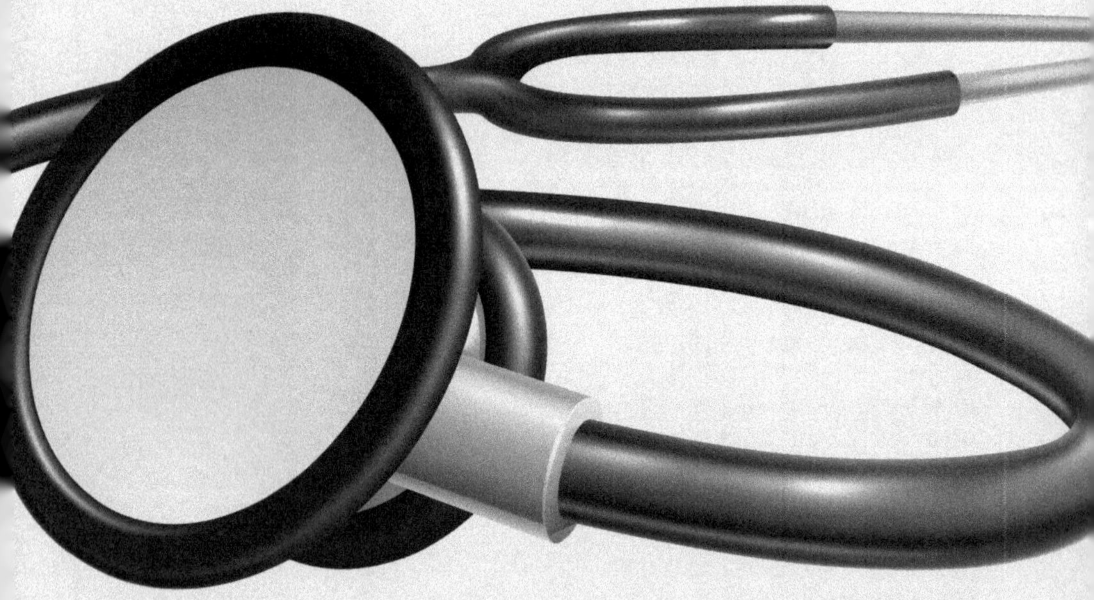

Reinhard Strametz

Grundwissen Medizin

für Nichtmediziner in Studium und Praxis

2., überarbeitete und erweiterte Auflage

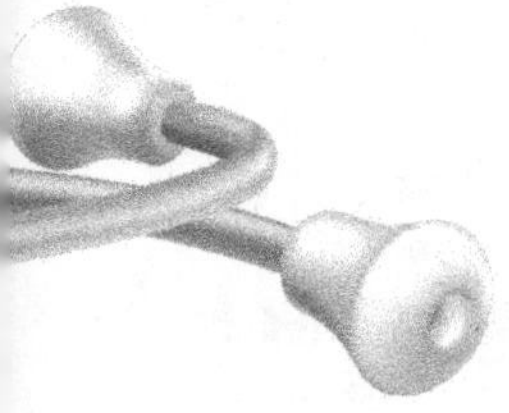

UVK Verlagsgesellschaft mbH · Konstanz
mit UVK/Lucius · München

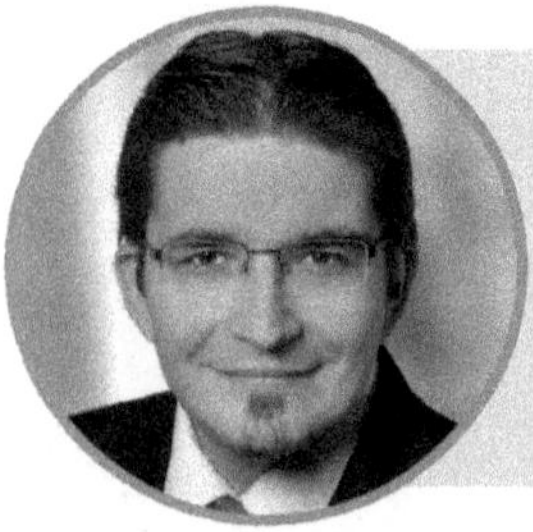

Prof. Dr. med. Dipl.-Kfm.
Reinhard Strametz
hat an der Hochschule RheinMain/
Wiesbaden Business School die Professur
Medizin für Ökonomen inne.

Online-Angebote oder elektronische Ausgaben sind erhältlich
unter www.utb-shop.de.

Bibliografische Information der Deutschen Bibliothek
Die Deutsche Bibliothek verzeichnet diese Publikation in der Deutschen
Nationalbibliografie; detaillierte bibliografische Daten sind im Internet
über <http://dnb.ddb.de> abrufbar.

Lektorat: Rainer Berger
Einbandgestaltung: Atelier Reichert, Stuttgart
Autorenportrait: Foto Studio Hoffmann, Frankfurt am Main
Einbandmotiv: © Christos Georghiou · fotolia.com
Abbildungen: Abb. 2: Minimalinvasive Operation am Beispiel der Laparoskopie (© Bilderzwerg – fotolia.com), Abb. 3: Schematische Darstellung der kathetergestützten Wiedereröffnung (© dissoid – fotolia.com), Abb. 7: Funktionskeise der TCM (© Johannes Sense), Abb. 9: TCM Leitbahnen (© Peter Hermes Furian – fotolia.com), Abb. 10: Schematische Darstellung des Herz-Kreislauf-Systems (© Thieme, Stuttgart)
Druck und Bindung: CPI - Clausen & Bosse, Leck

UVK Verlagsgesellschaft mbH
Schützenstr. 24 · 78462 Konstanz
Tel. 07531-9053-0 · Fax 07531-9053-98
www.uvk.de

UTB-Nr. 4669
ISBN 978-3-8252-4886-4

Vorwort

Gesundheitssysteme der westlichen Welt zählen zu den umsatzstärksten, aber auch komplexesten Branchen der Welt. Die klassischen Berufsgruppen von Ärzteschaft und Pflege wurden um eine Vielzahl an Berufen unterschiedlichster Art ergänzt, um die Komplexität dieses Gebietes beherrschbar und zukunftsfähig zu machen. Dies findet zum einen durch die zunehmende Differenzierung und Akademisierung der Gesundheitsfachberufe, zum anderen durch zunehmend spezialisierte Ausbildungen im administrativ-theoretisch-technischen Bereich wie der Gesundheitsökonomie, der Medizinischen Informatik, der Epidemiologie oder der Medizintechnik statt. Um dieses Ziel zu erreichen, ist es jedoch unabdingbar, den Kern dieses Systems, die medizinische Versorgung – die nach Auffassung des Autors sowohl ärztliche als auch pflegerische Versorgung einschließt – zu kennen und zu verstehen.

Dieses Lehrbuch soll – als meines Wissens nach erstes dieser Art – insbesondere Studierenden nicht-medizinischer Studiengänge zu Beginn ihres Studiums einen überschaubaren, aber auch fundierten Einblick in die Medizin ermöglichen und das notwendige Grundwissen vermitteln, um als Fachexperten auf ihrem jeweiligen Gebiet mit medizinischem Grundverständnis das Gesundheitssystem zum Wohle der Patientinnen und Patienten zu gestalten.

Ich danke allen, die mich bei der Realisierung dieses Buches unterstützt haben, insbesondere meiner Ehefrau für die wertvollen Kommentare aus der Sicht einer Nicht-Medizinerin.

Dieses Buch ist eine Momentaufnahme eines dynamischen Gesundheitssystems und der von stetigem Wissenszuwachs geprägten Medizin. Anregungen und konstruktive Kritik sind daher ausdrücklich erwünscht und herzlich willkommen.

Frankfurt am Main, im August 2017

Reinhard Strametz

*** Hinweis | Haftungsausschluss**

Die Medizin unterliegt einem ständigen Wandel, sodass einzelne Angaben in diesem Buch bereits nicht mehr dem aktuellen Stand des Wissens entsprechen können. Alle medizinischen Inhalte wurden sorgfältig recherchiert, stellen aber lediglich Informationen zur Orientierung in der Berufsausbildung dar. Dieses Buch ersetzt keinesfalls eine individuelle Beratung, Diagnostik oder gar Therapie durch fachkompetente Behandelnde. Bei Anwendung eines der genannten Medikamente obliegt es jedem Benutzer, durch sorgfältige Prüfung der Packungsbeilage, Indikation, Dosierung und mögliche Kontraindikationen zu prüfen und im Zweifelsfall einen Spezialisten zu konsultieren. Autor und Verlag appellieren an die Leser, eventuell vorhandene Fehler dem Verlag mitzuteilen. Für Schäden, die aus der Anwendung der hier dargestellten Inhalte und aus dem Verzicht auf Inanspruchnahme kompetenter Behandelnder resultieren, wird somit keinerlei Haftung übernommen. Geschützte Warennamen (Warenzeichen) werden nicht besonders kenntlich gemacht. Aus dem Fehlen eines solchen Hinweises kann also nicht geschlossen werden, dass es sich um einen freien Warennamen handelt.

Inhalt

* Hinweis | **Websites und Onlinematerialien**

Im Buch finden sich Verweise auf Websites und Onlinematerialien. Diese Links waren am 7. August 2017 aktiv und abrufbar.

1 Einführung in die Systematik der Medizin

1.1 Medizinische Grundprinzipien

Das Wissen über die Entstehung, Erkennung und Behandlung von Krankheiten und Verletzungen ist integraler Bestandteil jeder menschlichen Kultur. Basis der Anwendung und Weiterentwicklung der Medizin in unserem Kulturkreis ist dabei ein Selbstverständnis, das auf dem **Corpus Hippocraticum** beruht, einer Sammlung von 60 Schriftstücken der antiken griechischen Medizin aus dem 5. bis 2. vorchristlichen Jahrhundert. Hieraus wurden im Wesentlichen zwei Grundprinzipien abgeleitet.

1.1.1 Primum nil nocere

> ✱ Wissen
>
> **Primum nil nocere, secundum cavere, tertium sanare (lat.):**
> Zuallererst nicht schaden, als Zweites vorsorgen, zum Dritten (erst) heilen.

Das Prinzip **Primum nil nocere** wurde von **Scribonius Largus**, Hofarzt des römischen Kaisers *Tiberius Claudius Caesar Augustus Germanicus*, etwa 50 n. Chr. aufgestellt und mag auf den ersten Blick verwundern, da die Absicht medizinischen Handelns auf den Erhalt der Gesundheit oder die Verbesserung eines Krankheitszustandes abzielt und an sich keine schädlichen Absichten in sich trägt. Es ist jedoch bereits vor fast 2000 Jahren aus der Erkenntnis entstanden, dass medizinisches Handeln, trotz bester Absicht, dem Patienten mehr schaden als nutzen kann. So können zum einen durch Fehler im Behandlungsablauf, aber zum anderen auch durch Risiken, die jede medizinische Behandlung in gewissem Maße in sich trägt, Schäden bei Patienten hervorgerufen werden, ohne den gewünschten Effekt zu erzielen. So kann ein Patient nach einer Operation beispielsweise durch eine Infektion im Operationsgebiet eine schwerwiegende Komplikation bis hin zur Sepsis (Blutvergiftung) oder gar dem Tod erleiden, obgleich dies natürlich nicht beabsichtigt war. Ebenso kann ein Patient durch eine seltene aber gravierende Nebenwirkung eines ordnungsgemäß verschriebenen Medikamentes in hohem Maße beeinträchtigt werden oder schlimmstenfalls an der Nebenwirkung sogar versterben.

Ergänzend zu dieser primär ärztlichen Erkenntnis stellt **Florence Nightingale**, die Begründerin der modernen westlichen Krankenpflege, in ihren *Notes on Hospitals* im Jahr 1859 gleichermaßen fest:

> ✱ Wissen
>
> „It may seem a strange principle to enunciate as the very first requirement in a hospital that it should do the sick no harm."

Es ist daher mit Fug und Recht bereits zu Beginn eines Medizinstudiums oder einer Ausbildung in einem Gesundheitsfachberuf an vielen Ausbildungsstätten gute Tradition, Studierende und Auszubildende auf diesen Umstand hinzuweisen, damit das Bewusstsein in ihnen reift, dass keine medizinische Maßnahme unabhängig von der Art oder der durchführenden Person frei von Risiken für den Patienten ist und dass daher jede Intervention vor Anwendung am Patienten im Einzelfall einer sorgfältigen Abwägung von erwartetem Nutzen und drohendem Schaden unterzogen wird.

1.1.2 Salus aegroti suprema lex

> ✱ Wissen
>
> **Salus aegroti suprima lex (esto) (lat.):**
> Das Wohl des Kranken (sei) höchstes Gesetz!

Der oben erläuterte Grundsatz des Nicht-Schadens kann das heutige Selbstverständnis medizinischer Behandlung nicht alleine beschreiben, da unter strenger Auslegung der Aufforderung, keinesfalls zu schaden, auch keine medizinische Intervention möglich wäre. Er wird daher ergänzt um eine ethische Grundhaltung, die aktueller denn je aufzeigt, was letztlich Triebkraft und Legitimation aller Akteure im Gesundheitswesen sein sollte, das Wohl des Patienten. Hierbei ist nicht gemeint, dass die Patientenversorgung an sich den alleinigen Grund des Handelns darstellt, dass jedoch, wenn Wohl des Patienten und andere Interessen einander gegenüberstehen, diese anderen Interessen das Wohl des Patienten nicht übersteigen dürfen. Dieser Grundsatz steht damit durchaus im Widerspruch zu ähnlich lautenden Grundsätzen wie dem von *Cicero* verfassten Grundsatz „Salus populi suprema lex (esto)", also das Wohl des Volkes sei höchstes Gesetz, oder der Abwandlung des oben genannten Grundsatzes in „Salus aegrotorum suprema lex (esto)", das Wohl der Kranken (als Gemeinschaft) sei höchstes Gesetz. So tritt dem individuellen Wohl des Patienten im Zuge knapper Ressourcen das Wohl der Gemeinschaft gegenüber. Die sich hieraus ergebenden Spannungsfelder werden im → Kapitel 4.3 wieder aufgegriffen.

Der oben genannte Grundsatz hat außerdem im Zuge des Wandels der **Arzt-Patienten-Beziehung** eine Ergänzung erfahren. Neben dem Wohl des Patienten, das lange Zeit alleine durch den Arzt definiert wurde, rückt die mündige Selbstbestimmung des Patienten immer stärker in den Mittelpunkt der Arzt-Patienten-Beziehung. Mit der Ergänzung **Salus et voluntas aegroti suprema lex (esto)** wurde dem gesetzlich verankerten und gesellschaftlich grundsätzlich akzeptierten Recht auf Selbstbestimmung Rechnung getragen. Da in einer Vielzahl von Fällen aber das objektive Wohl des Patienten und sein subjektiver Wille in Widerspruch stehen können, ergeben sich durch diese Erweiterung ethische und auch juristische Spannungsfelder in der Medizin, die im → Kapitel 4.2 nochmals thematisiert werden.

* Lesetipps | **Literatur und Websites**

Brodersen, K. (2016): **Scribonius Largus, Der gute Arzt/Compositiones. Lateinisch und Deutsch.** Wiesbaden.

Krones, C.; Rosch, R.; Steinau; G., Schumpelick, V. (2007): **Medizin zwischen Humanität und Wettbewerb – die Patientensicht.** In: Volker Schumpelick/Bernhard Vogel (Hrsg.). Medizin zwischen Humanität und Wettbewerb. Probleme, Trends und Perspektiven. Im Internet unter: *http://www.kas.de/upload/dokumente/verlagspublikationen/Medizin/Medizin_krones.pdf*

Nightingale, F. (1863): **Notes on Hospitals.** London.
Im Internet unter: *https://archive.org/details/notesonhospital01nighgoog*

1.2 Meilensteine in der Geschichte der Medizin

Erklärungsversuche zu **Ursache-Wirkungs-Beziehungen** von Krankheiten vergangener Jahrhunderte muten für heutige Verhältnisse sonderbar an, sind jedoch das Resultat kontinuierlicher Forschung und Entdeckungen auf dem Gebiet der Medizin. Während sich die Beschreibung zahlreicher Krankheitsbilder und Krankheitsverläufe schon in der antiken Medizin wiederfindet, liegen die meisten Erfolge der modernen Medizin, die heute als selbstverständlich hingenommen werden, teilweise weniger als ein Jahrhundert zurück. Ebenso werden vermeintliche Innovationen in der Medizin in der gegenwärtigen Berichterstattung inflationär als Durchbrüche und Sensationen dargestellt, die wenigsten dieser Entdeckungen weisen jedoch tatsächlich das zugesprochene Potenzial auf.

Die vier im Folgenden beschriebenen Meilensteine hingegen zählen zu den bedeutendsten Errungenschaften der Medizin und sind Garanten für die immer weiter zunehmende Lebenserwartung und Lebensqualität der Bevölkerung.

1.2.1 Hygienische Händedesinfektion

Die Übertragung von krankheitsauslösenden Keimen geschieht am einfachsten und häufigsten durch Hände. Sowohl im häuslichen Umfeld als auch in der medizinischen Versorgung ist dies somit der Hauptübertragungsweg von Krankheiten. Die **hygienische Händedesinfektion** bzw. das Händewaschen im häuslichen Umfeld ist somit eine der wirksamsten Methoden, der Verbreitung von Infektionen und den daraus erwachsenden Komplikationen vorzubeugen.

Diese mittlerweile in der Medizin unbestrittene Erkenntnis geht auf die Überlegungen und Erkenntnisse von **Ignaz Semmelweis** (1818–1865) zurück, der als Assistenzarzt in der Geburtshilfe des Allgemeinen Krankenhauses der Stadt Wien mit den hohen Sterblichkeitsraten auf der Wöchnerinnenstation konfrontiert war. Zur damaligen Zeit betrug die Sterblichkeit auf Entbindungsstationen, in denen Ärzte und Medizinstudenten tätig waren, zwischen 5 % und 30 % und lag somit um ein Vielfaches höher als in den Entbindungskliniken, an denen nur Hebammen ausgebildet wurden.

Durch eine kleine Verletzung seines befreundeten Kollegen *Jakob Kolletschka* im Rahmen einer Leichensektion, die wenige Tage später zu dessen qualvollem Tod führte, erkannte Semmelweis einen Zusammenhang zwischen dem in seiner Klinik weit verbreiteten Kindbettfieber und der Sektion von Leichen. Die Medizinstudierenden, die nachmittags Wöchnerinnen untersuchten, sezierten zuvor am Vormittag zu Ausbildungszwecken Leichen. *Semmelweis* vermutete, dass ein „Leichengift" für die Auslösung des Kindbettfiebers verantwortlich war und ordnete umgehend das Aufstellen von Waschtischen mit **Chlorkalklösung** an, an denen sich Studierende vor der Untersuchung der Patientinnen dieses Leichengift von den Händen abwaschen sollten.

Seine Entdeckung führte dort, wo sie konsequent umgesetzt wurde, zu einer deutlichen Reduktion der **Wöchnerinnen-Sterblichkeit**. So konnte *Semmelweis* auf seiner eigenen Station die Sterblichkeitsrate von 12,3 % auf 1,3 % senken. Von vielen Kollegen seiner Zeit wurde seine Entdeckung jedoch als Zeitverschwendung und unvereinbar mit bisherigen Krankheitstheorien abgetan. *Semmelweis*, der in offenen Briefen seine Widersacher als „Apostel der Kadaversepsis" bezeichnete, erlebte selbst den Siegeszug seiner Entdeckung nicht mehr und starb verbittert und unter mysteriösen Umständen im Jahre 1865 bei Wien. Erst in der folgenden Generation, in Kenntnis der Tatsache, dass Bakterien und nicht Leichengift als Krankheitserreger millionenfach auf Händen existieren und übertragen werden können, etablierte sich seine Methode. Dies wurde nicht zuletzt aufgrund der Arbeit des Chirurgen *Joseph Lister* möglich, der im Folgenden noch erwähnt werden wird.

Während die Erkenntnisse der Notwendigkeit von Händehygiene heutzutage weltweit unbestritten sind, zeigen die Infektionsstatistiken, dass der Umsetzungsgrad empfohlener Maßnahmen noch nicht ausreichend ist. Die Weltgesundheitsorganisation (WHO) rief im Jahr 2005 die Kampagne „Clean Care is Safer Care" ins Leben, in der sich weltweit 162 Staaten verpflichtet haben, auf nationaler Ebene eine Kampagne zur Verbesserung der Compliance der Händedesinfektion durchzuführen. In Deutschland läuft diese Kampagne unter dem Titel **Aktion Saubere Hände** seit dem 1. Januar 2008.

1.2.2 Impfungen

Infektionskrankheiten haben die Menschheit seit Beginn der Sesshaftigkeit immer wieder massiv beeinträchtigt. Eine Infektionskrankheit, seit dem Altertum bekannt und ab dem 15. Jahrhundert weltweit verbreitet, war jedoch besonders gefürchtet: die **Pocken**. In der damaligen Zeit wurden wie bei vielen Erkrankungen Verunreinigungen in der Luft, sogenannte Miasmen, für die Verbreitung der Krankheit verantwortlich gemacht. Heute wissen wir, dass die Erkrankung über Viren von Mensch zu Mensch durch Tröpfcheninfektion, also Niesen oder Husten verbreitet wurde. Die Erkrankung endete in etwa 30 % aller Fälle tödlich und sorgte bei den Überlebenden durch entstellende Narben und weitere mögliche Komplikationen wie Erblindung, Hörverlust, Lähmungen und Hirnschäden zu massiven Beeinträchtigungen. Im 18. Jahrhundert starb etwa jedes zehnte Kind vor seinem zehnten Lebensjahr an Pocken, für etwa 400.000 Menschen endete die Erkrankung jedes Jahr tödlich. Zahlreiche Versuche wurden daher unternommen, um Menschen vor diesem Schicksal zu bewahren. So wurden in Indien, China und in der Türkei Gesunde im Rahmen der Variolation mit dem Eitersekret leicht erkrankter Menschen bewusst infiziert, um einer schweren Erkrankung vorzubeugen. Diese Methode schütze allerdings nicht zuverlässig vor einer ernsthaften Erkrankung und hatte sogar das Potenzial, eine Epidemie auszulösen. Ab dem Jahr 1770 wurden Patienten mit Kuhpockensekret infiziert, im Glauben, damit einen schlimmeren Ausbruch der Pocken zu verhindern. Im Jahr 1796 unternahm der Landarzt **Edward Jenner** in seiner Praxis einen Versuch, der dem Kampf gegen die Erkrankung eine entscheidende Wendung geben sollte. Nachdem er der Landbevölkerung glaubte, die ihm versicherte, sie könne nach der Erkrankung an Kuhpocken, eine beim Melken der Kühe häufig übertragene Krankheit, nicht mehr an den echten Pocken erkranken, bestellte er die an Kuhpocken der Kuh *Blossom* erkrankte Melkerin *Sarah Nelmes* und den Sohn seines Gärtners *James Phipps* in seine Praxis ein. Er infizierte *Phipps* mit dem Sekret aus einer Kuhpockenpustel von *Nelmes*. *Phipps* zeigte kurze Zeit später milde Symptome der Erkrankung die folgenlos ausheilten. Danach infizierte *Jenner* den Jungen mit dem Sekret eines todkranken an Pocken erkrankten Menschen. *James Phipps* erkrankte jedoch nicht, woraus *Jenner* schloss, dass die Immunisierung mit Kuhpocken einen wirksamen Schutz vor der Erkrankung bot. *Jenner* nannte die Methode aufgrund des aus der Kuh (lat. *vacca*) gewonnenen Impfstoffes **Vaccination**, ein Begriff, der sich im Englischen für alle Impfungen als Fachbegriff in der Medizin bis heute etabliert hat. Impfstoffe tragen daher auch die Bezeichnung Vakzine. Ähnlich wie *Semmelweis* wurden *Jenners* Ergebnisse in der Fachwelt zunächst verleugnet, seine Methode setzte sich aber wesentlich schneller durch als die Händedesinfektion. Der ursprünglich aus Kuhpocken gewonnene Impfstoff wurde später aus abgeschwächten menschlichen Viren hergestellt, da dieser noch effektiver war. Einzelne Staaten führten sukzessive eine Impfpflicht gegen Pocken ein. Da die Erkrankung trotz *Jenners* Entdeckung im 20. Jahrhundert noch immer nicht ausgerottet war, startete die WHO die größte Kampagne gegen Infektionskrankheiten in ihrer Geschichte und konnte nach weltweit abgestimmten Impfaktionen und einigen Rückschlägen, zuletzt im ehemaligen Jugoslawien, am 8. Mai 1980 die Ausrottung der Erkrankung verkünden.

Erkrankung	Erkrankungen pro Jahr vor Impfprogramm	Erkrankungen 2006	Rückgang in %
Diphterie	175.885	0	100
Masern	503.282	55	99,9
Mumps	152.209	6.584	95,7
Pertussis (Keuchhusten)	147.271	15.632	89,4
Polio (Kinderlähmung)	16.316	0	100
Röteln	47.745	11	99,9
Rötelnembryopathie	823	1	99,9
Tetanus	1.314	41	99,9
Haemophilus Influenza Typ B und unbekannte	(*) ca. 20.000	208	99,9
insgesamt	1.064.854	22.532	97,9
Impfnebenwirkungen	-	15.484	-

Tab. 1: Rückgang der Erkrankungszahlen nach Einführung von Impfprogrammen in den USA

Quelle: CDC, The Pink Book: Course Textbook – 13. Auflage (2015), Kapitel 3, Seite 47, (*) Zahlen für HIB vor Einführung der Impfprogramme geschätzt, da keine systematische Datenerhebung vor Einführung eines Impfprogrammes erfolgte

Das auf *Jenner* zurückgehende Prinzip der **Impfung** wurde auch für andere Erkrankungen angewandt, gegen die es außer einer Impfung keine ursächliche Behandlungsmöglichkeit gibt. So konnten die Erkrankungszahlen, und damit verbunden auch die Sterblichkeit und Komplikationen für zahlreiche Erkrankungen wie in → Tabelle 1 gezeigt, deutlich reduziert werden. Allerdings sind weitere Ziele der Weltgesundheitsorganisation wie die

Ausrottung der Masern nicht zuletzt am Widerstand zahlreicher Impfgegner bislang gescheitert. Dies verwundert angesichts der Erkenntnis, dass im Jahr 2012 nach Angaben der WHO noch immer 122.000 Menschen an **Masern** starben. Die Zahl der Erkrankungen konnte durch konsequente Impfaktionen binnen 10 Jahren um 75 % gesenkt werden. Ohne Impfmöglichkeit müsste von ca. 13,8 Millionen Todesfällen pro Jahr ausgegangen werden. Dies kann mit dem Erfolg der Impfungen an sich erklärt werden. Durch das starke Zurückdrängen der Erkrankungen geht das Problembewusstsein in der Bevölkerung verloren, sodass die Notwendigkeit weiterer Impfungen in Frage gestellt wird, da diese Erkrankungen ohnehin nicht vorkämen. Dass dies Vielfach nur aufgrund flächendeckender Impfungen erreicht werden kann, bleibt dabei außer Acht.

1.2.3 Anästhesie und aseptisches Arbeiten

Während bis vor wenigen Jahrhunderten die Medizin nahezu vollständig auf chirurgische Eingriffe verzichtete und der Hippokratische Eid sogar einen Verzicht auf die Durchführung bestimmter Operationen enthält, ist die moderne Medizin ohne operativ-chirurgische Interventionen überhaupt nicht denkbar. Nach Schätzungen der WHO werden jährlich ca. 250 Millionen Operationen durchgeführt, die im Wesentlichen zwei Entwicklungen zu verdanken sind, der Möglichkeit, Patienten in Anästhesie schmerzfrei operieren zu können, und dem Arbeiten unter sterilen Bedingungen zur Vermeidung von Wundinfektionen.

Das Geburtsdatum der modernen **Anästhesie** ist der 16. Oktober 1846, der sogenannte Ether Day. Der Zahnarzt **William Thomas Green Morton** führte in einem Operationssaal in Boston, der heute Ether-Dome heißt, eine Äthernarkose an einem Patienten durch, dessen Geschwulst am Hals vom Chirurgen *John Collins Warren* entfernt wurde. Basierend auf diesem Erfolg wurden weitere Innovationen und neue Narkosemittel entwickelt, das medizinische Fachgebiet der Anästhesie etablierte sich jedoch erst Mitte des 20. Jahrhunderts.

Viele der auf diese Weise ermöglichten Operationen endeten für Patienten jedoch kurze Zeit nach dem Eingriff tödlich. In Operationssälen drängten sich unter ungünstigen klimatischen Bedingungen viele Studierende, Operationsbestecke wurden teils ohne Säuberung mehrfach benutzt und die von *Semmelweis* propagierte Händedesinfektion fand zunächst keine Anwendung. Der britische Chirurg **Joseph Lister** experimentierte in Kenntnis der Schriften von *Louis Pasteur* über Bakterien als Ursache von Fäulnisprozessen mit der Substanz Phenol (damals **Karbolsäure** genannt). Zunächst tränkte er Verbände mit Phenol, um die auf Wunden befindlichen Bakterien zu eliminieren, später ließ er bei Operationen das Operationsgebiet mit einem Nebel aus Phenol einsprühen, um so aseptische Bedingungen herzustellen. Mit der Entwicklung von Gummihandschuhen für das OP-Personal und der systematischen Desinfektion von OP-Instrumenten in Verbindung mit der von *Semmelweis* entdeckten Bedeutung der Händehygiene sanken die Sterblichkeitsraten aufgrund der vermiedenen postoperativen Infektionen deutlich ab.

1.2.4 Entdeckung des Penicillins

Die Vermeidung von Infektionskrankheiten durch Impfungen und postoperativen Infektionen durch aseptisches Arbeiten rettete Millionen Menschen das Leben. Kam es jedoch zu einer Infektion, waren die Ärzte oft machtlos gegen die Bakterien. Zahlreiche Arzneien erwiesen sich als wenig effektiv oder hatten gravierende Nebenwirkungen. Die Entwicklung einer wirksamen und weitgehend verträglichen Therapie gegen Bakterien verdankt die Menschheit einem glücklichen Zufall. Der schottische Bakteriologie **Alexander Flemming** experimentierte 1928 an einer Bakterienkultur, die er vor seinem Sommerurlaub angelegt hatte. Nach seiner Rückkehr am 28. September 1928 musste er feststellen, dass die Bakterienkultur von einem Schimmelpilz namens *Penicillium notatum* überwuchert worden war. An den Orten des Pilzwachstums wurde durch eine vom Schimmelpilz produzierte Substanz das Wachstum der Bakterien komplett unterbunden. Fleming nannte die Substanz **Penicillin** und publizierte seine Ergebnisse 1929. Allerdings wurde Penicillin nach dieser Entdeckung noch nicht als Medikament eingesetzt. Im Jahr 1938 nahmen die Forscher *Howard W. Florey*, *Ernst B. Chain* und *Norman Heatley* die Arbeiten von *Flemming* auf und testeten die therapeutische Wirkung zunächst an Mäusen und dann am Menschen. Mit Ausbruch des Zweiten Weltkrieges und dem immensen Bedarf an Penicillin für die alliierten Soldaten entwickelte sich die Produktion von Penicillin in den USA rasant. Penicillin als erster Vertreter der Arzneimittelgruppe der **Antibiotika** markierte in der Therapie bakterieller Wundinfektionen einen deutlichen Wendepunkt. Für die Entdeckung und Anwendung des Penicillins erhielten *Sir Alexander Flemming, Howard W. Florey* und *Ernst B. Chain* im Jahr 1945 den **Nobelpreis für Medizin**.

Die Auswirkung dieser Entdeckung kann am besten anhand eines historischen Vergleichs dargelegt werden. Im Rahmen der Pestepidemie in den Jahren 1347 bis 1353 starben in Europa etwa 25 Millionen Menschen, also ein Drittel der damals dort lebenden Bevölkerung an der **Pest**, die durch das Bakterium *Yersinia Pestis* ausgelöst wird. Die auch heute bei vereinzelt auftretenden Pesterkrankungen angewandte Standardbehandlung besteht in der Gabe der Antibiotika, die ausgehend von der Entdeckung des Penicillins entwickelt wurden.

✱ Lesetipps | **Literatur und Websites**

Aktion Saubere Hände. Im Internet unter:
http://www.aktion-sauberehaende.de/ash/ash/

Clean Care is Safer Care. Im Internet unter:
http://www.who.int/gpsc/en/

Semmelweis, I. (1861): **Die Aetiologie, der Begriff und die Prophylaxis des Kindbettfiebers, Pest**. Wien und Leipzig. Im Internet unter:
http://www.deutschestextarchiv.de/book/show/semmelweis_kindbettfieber_1861

Centers for Disease Control and Prevention; Hamborsky, Jennifer, Kroger, Andrew, Wolfe, Charles (Skip) (2015): **Epidemiology and Prevention of Vaccine-Preventable Diseases.** Washington D.C. Im Internet unter:
http://www.cdc.gov/vaccines/pubs/pinkbook/index.html

1.3 Der Ablauf des medizinischen Behandlungsprozesses

Die medizinische Behandlung lässt sich unabhängig von der Art der Erkrankung allgemein in verschiedene in → Abbildung 1 dargestellte Phasen einteilen, die in den meisten Fällen zeitlich nacheinander ablaufen.

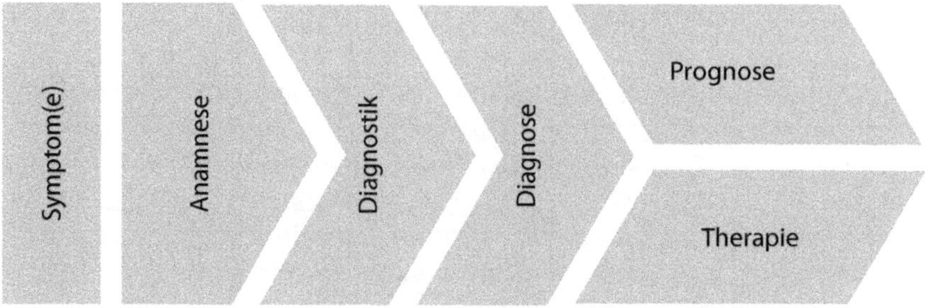

Abb. 1: Die Komponenten des medizinischen Behandlungsprozesses

1.3.1 Anamnese

Zu Beginn einer medizinischen Behandlung stellt sich ein Patient mit gewissen Beschwerden (**Symptomen**) den versorgenden Personen vor oder die Inanspruchnahme erfolgt beim beschwerdefreien Patienten im Rahmen einer Vorsorgemaßnahme bzw. aufgrund eines Beratungs- oder Behandlungswunsches.

Im ersten Schritt erfolgt durch die Behandelnden eine Erhebung der bisherigen Krankheitsgeschichte, die abgeleitet vom griechischen Wort *anamnesis* (Erinnerung) als **Anamnese** bezeichnet wird. Ziel ist hierbei, durch strukturierte Befragung und Auswertung vorhandener Informationen einen Eindruck über den Patienten und seine mutmaßliche Erkrankung zu erhalten, um auf Basis dieser Informationen eine Verdachtsdiagnose zu stellen und das weitere Vorgehen festzulegen.

Hierbei kann die Erhebung der Krankheitsgeschichte als **Eigenanamnese** durch Befragung des Patienten oder auch je nach Alter und Gesundheitszustand der Patienten als **Fremdanamnese** durch Befragung Dritter (Ehepartner, Eltern bei Kindern, gesetzliche Betreuer bei nicht kontaktfähigen Patienten, ärztliche Kollegen) geschehen.

Da verschiedene Aspekte für das weitere Vorgehen wichtig sind, wird die Anamnese nochmals unterteilt in:

- somatische Anamnese
- psychische Anamnese
- Sozialanamnese
- Familienanamnese

In der **somatischen (körperlichen) Anamnese** wird der aktuelle Zustand hinsichtlich körperlicher Beschwerden (z. B. Schmerzen, Bewegungseinschränkungen) erfragt. Demgegenüber zielt die **psychische Anamnese** auf den seelischen Zustand des Patienten ab, der durch die körperlichen Beschwerden aber auch durch psychische Erkrankungen beeinträchtigt sein kann. Ebenso kann möglicherweise eine psychosomatische Erkrankung erkannt werden, also durch psychische Beeinträchtigung ausgelöste körperliche Beschwerden. Die **Sozialanamnese** erfragt das persönliche und berufliche Umfeld des Patienten, da bestimmte soziale Faktoren oder auch Berufe Hinweise auf mögliche Erkrankungen geben (z. B. die Farmerlunge bei Landwirten). Ebenso können Erkenntnisse über die sozialen Strukturen, in denen sich der Patient bewegt, Hinweise auf den mutmaßlichen Erfolg einer Erkrankung geben. Die **Familienanamnese** erfragt das familiäre Auftreten von Erkrankungen, die bei bestimmten Erkrankungen einen Hinweis auf eine genetische Veranlagung (Disposition) der Patienten geben können, selbst an dieser Krankheit zu leiden oder später daran zu erkranken.

Neben den hier genannten Anamnesearten wird vereinzelt noch die **Medikamentenanamnese** als separater Bestandteil aufgeführt, also das Erfragen nach der Einnahme bestimmter Medikamente inkl. ihrer Art, Dosis, Verabreichungsform und Dauer der Einnahme. Anstelle der separaten Betrachtung dieser Anamneseform wird jedoch auch vielfach argumentiert, dass die Nachfrage nach eingenommenen Medikamenten sowohl Teil der somatischen als auch der psychischen Anamnese sein sollte. In jedem Fall ist das Erfragen der aktuellen und ggf. zurückliegenden Medikamenteneinnahme integraler Bestandteil der Anamnese.

1.3.2 Diagnostik

Auf Basis der in der Anamnese gewonnenen Informationen stellen die Behandelnden zunächst aufgrund eines Verdachts die sogenannte **Verdachtsdiagnose**. Um diese zu bestätigen oder auszuschließen, werden nun im Rahmen der Diagnostik Untersuchungsverfahren angewandt. Je nach Verdachtsdiagnose kommen folgende Formen der Diagnostik zur Anwendung:

- körperliche Untersuchung
- bildgebende Verfahren
- Messen elektrischer Felder des Körpers

- Analyse von Zellen oder Gewebeteilen des Körpers
- Analyse von Blut oder anderen Körperflüssigkeiten

1.3.2.1 Körperliche Untersuchung

Die körperliche Untersuchung ist in den meisten Fällen die erste diagnostische Maßnahme im Anschluss an die Anamnese. Je nach Krankheitsbild werden verschiedene Prüfungen durchgeführt. Hierbei ist eine systematische Vorgehensweise wie z. B. das in → Tabelle 2 dargestellte **IPPAF-Schema** weit verbreitet.

Untersuchungstechnik	Wortbedeutung	Praktisches Vorgehen
Inspektion	*inspicere* (lat.) anschauen	Betrachtung des Patienten inkl. seines Geruchs (z. B. nach krankheitstypischen Haut- oder Staturveränderungen sowie krankheitstypischen Körpergerüchen)
Palpation	*palpare* (lat.) tasten, fühlen	Abtasten bestimmter Körperregionen zur Identifikation von Schwellungen oder Überwärmungen, z. B. als Zeichen von Entzündungsprozessen
Perkussion	*percussio* (lat.) Erschütterung	Abklopfen bestimmter Körperregionen (z. B. Brustkorb oder Wirbelsäule) zur Identifikation krankhafter Veränderungen
Auskultation	*auscultare* (lat.) abhorchen	Abhören von Körperregionen (z. B. Herz, Lunge, Bauchraum) i. d. R. mittels Stethoskop zur Identifikation krankhafter Veränderungen
Funktionsuntersuchungen		Beurteilung von Organsystemen durch Überprüfung bestimmter Körperfunktionen, wie z. B. Blutdruckmessung, Nervenreflexmessungen etc.

Tab. 2: Das IPPAF-Schema zur körperlichen Untersuchung

1.3.2.2 Bildgebende Verfahren

Durch Anwendung verschiedener Techniken können in bildgebenden Verfahren Teile des menschlichen Körpers oder der gesamte menschliche Körper dargestellt werden. Dies kann beispielsweise durch Ultraschallwellen im Rahmen der sogenannten Sonographie, durch radioaktive Strahlung in Form von Röntgenbildern, Computertomographien (CT) und Szintigraphien oder durch die Erzeugung starker Magnetfelder bei der Magnetresonanztomographie (MRT) erfolgen. Je nach verwendeter Untersuchungsmethode und klinischer Fragestellung aufgrund einer Verdachtsdiagnose können einzelne Strukturen wie Knochen, Weichteile, Hirnmasse, Herzkranzgefäße oder Muskelgewebe gezielt dargestellt werden.

1.3.2.3 Messen elektrischer Felder des Körpers

Im menschlichen Körper werden zahlreiche Informationen über Nervenbahnen mittels kleinster elektrischer Ströme weitergegeben. Die Messung dieser Ströme wiederum erlaubt Rückschlüsse auf die Funktionsfähigkeit der Informationsweiterleitung und möglicher krankhafter Veränderungen, sofern diese Weiterleitung gestört ist. Der wohl bekannteste Vertreter dieser Untersuchungstechnik ist das **Elektrokardiogramm (EKG)**, in dem die Ströme der Reizweiterleitung am Herzen gemessen und beurteilt werden. Weitere auf diesem Prinzip beruhende gängige Untersuchungstechniken sind das **Elektroencephalogramm (EEG)** zur Beurteilung der Hirnstromaktivitäten und das **Elektromyogramm (EMG)** zur Beurteilung der elektrischen Reizweiterleitung in den jeweils beobachteten Muskeln.

1.3.2.4 Analyse von Zellen oder Gewebeteilen des Körpers

Die Analyse von Zellen oder Gewebeteilen ist bei zahlreichen Erkrankungen, insbesondere bei Krebserkrankungen, das Mittel der Wahl zur Bestätigung einer Diagnose. Hierzu können Zellen auf unterschiedliche Weise gewonnen werden. Während ein Abstrich an Schleimhäuten einen relativ wenig invasiven Test darstellt, werden im Rahmen von sogenannten **Biopsien** Gewebeproben aus dem umliegenden Gewebe herausgeschnitten oder gestanzt. Je nach Krankheitsbild kann sogar eine Operation denkbar sein, die ausschließlich dazu dient, tief im Körperinneren liegendes Gewebe zu gewinnen, um dieses im Nachgang zu untersuchen. Zur Untersuchung müssen Gewebe und Zellen je nach Fragestellung häufig aufbereitet werden, z. B. durch eine bestimmte Färbung des Gewebes oder eine chemische Aufbereitung. Die eigentliche Diagnose kann durch Analyse per Mikroskop oder durch laborchemische Methoden bis hin zur Analyse des **Erbgutes (DNA)** erfolgen. Bei Gewebeproben im Rahmen einer Operation, in der ein Patient in Narkose versetzt wurde, und das weitere Vorgehen, also eine mögliche Ausweitung der Operation, die vom Ergebnis des mikroskopischen Befundes einer Gewebeprobe abhängt, haben sich sogenannte **Schnellschnitte** bewährt. Hierbei stellt ein Pathologe unverzüglich nach Gewebeentnahme innerhalb von ca. 30 Minuten eine Diagnose, während der Patient diese Zeit narkotisiert im Operationssaal verbringt, um bei notwendiger Erweiterung der Behandlung eine zusätzliche Operation und eine damit verbundene zusätzliche Narkose zu vermeiden. Andere diagnostische Gewebeuntersuchungen benötigen je nach Aufwand ggf. mehreren Wochen, bevor ein Untersuchungsergebnis vorliegt.

1.3.2.5 Analyse von Blut oder anderen Körperflüssigkeiten

Die Analyse von Körperflüssigkeiten, insbesondere von Blut, zählt zu den häufigsten Untersuchungsmethoden überhaupt. Während die Entnahme von Blut in der Regel aus größeren peripheren Venen oder kleinsten Blutgefäßen (Kapillaren), seltener aus Schlagadern (Arterien) erfolgt, kann auch die Untersuchung einer Vielzahl anderer Körperflüssigkeiten wie Urin, Hirnwasser (Liquor), Speichel, Auswurf (Sputum), Gallensekret, Schweiß, Sperma oder Fruchtwasser je nach Verdachtsdiagnose angebracht sein. Wie auch bei der Gewinnung von Gewebeproben kann die Gewinnung von Körperflüssigkeiten, wie beispielsweise Liquor, durchaus mit gravierenden Risiken verbunden sein. Sie bedarf daher einer sorgfältig gestellten Verdachtsdiagnose, die diesen Eingriff in den Körper des Patienten rechtfertigt.

1.3.3 Diagnose

Das Wort Diagnose leitet sich aus dem griechischen Wort *diagnosis* ab und bedeutet Unterscheidung. Es bezeichnet die zusammenfassende Bewertung vorliegender Erkenntnisse aus der Anamnese unter Zuhilfenahme der Diagnostik zur Benennung der Erkrankung und damit verbundenen Festlegung der weiteren Behandlung.

Hierbei stellen verschiedene Arten von Diagnosen feststehende Begriffe dar, die klinische Relevanz haben und unterschieden werden müssen:

Neben der bereits erläuterten Verdachtsdiagnose ist der Begriff der **Differentialdiagnose** von Bedeutung. Hierunter sind alle nach derzeitigem Erkenntnisstand ebenfalls in Betracht zu ziehenden Diagnosen zu verstehen. So kann ein plötzlich eintretender Brustschmerz zwar einen akuten Herzinfarkt ankündigen, aber auch ein Bandscheibenvorfall oder eine Lungenembolie können solche Symptome verursachen. Differentialdiagnosen müssen also bis zu ihrem Ausschluss oder der Bestätigung der Verdachtsdiagnose im Bewusstsein der Behandelnden verbleiben. Führt eine Verdachtsdiagnose zu weiteren konkreten diagnostischen Maßnahmen, wird auch von einer Arbeitsdiagnose, analog dem Begriff der Arbeitshypothese, gesprochen. Es gibt Erkrankungen, die nicht direkt beweisbar sind, aber durch Ausschluss aller in Frage kommenden Differentialdiagnosen identifiziert werden können. In diesem Fall wird eine **Ausschlussdiagnose** gestellt.

Demgegenüber gibt es eine Reihe von negativ behafteten Begriffen. Erweist sich eine Diagnose im Nachhinein als falsch, wird von einer **Fehldiagnose** gesprochen. Dies muss nicht zwingend zum Nachteil des Patienten sein, kann aber insbesondere bei zeitkritischen schweren Krankheitsbildern gravierende Folgen nach sich ziehen und Gegenstand juristischer Auseinandersetzungen werden, insbesondere, wenn bei Diagnosestellung mangelnde Erfahrung oder Sorgfalt eine Rolle gespielt haben. Zwar ist streng genommen jede nicht bestätigte Verdachtsdiagnose eine Fehldiagnose, der Begriff wird aber meist nur in Verbindung mit den eben genannten Defiziten verwandt. Ebenfalls unschmeichelhaft, aber seltener mit Konsequenzen verbunden, ist die **Verlegenheitsdiagnose**. Sie wird gestellt, um der (mutmaßlichen) Erkrankung einen Namen zu geben, obgleich die Behandelnden nicht sicher sind, ob eine (und wenn ja welche) Erkrankung vorliegt. Davon abzugrenzen ist die **Gefälligkeitsdiagnose**, die zwar auch eine Form der Fehldiagnose darstellt, aber bewusst fehlerhaft gestellt wird. So entsteht in mancher Situation der Eindruck, dass weniger eine eigentliche Erkrankung, sondern die Bitte um eine ungerechtfertigte Krankschreibung oder Bescheinigung der Prüfungsunfähigkeit Ursache des Arztbesuches war. Sofern dieser Bitte nachgegeben wird, handelt es um eine Gefälligkeitsdiagnose.

Im Laufe der Zeit finden sich immer wieder Häufungen bestimmter Diagnosen, die möglicherweise Ausdruck eines gewissen Trends in der Medizin sind, so wie in jeder Zeit bestimmte Kleidungsstile dominieren. Diagnosen dieser Art werden auch als **Modediagnosen** bezeichnet, wobei durch Nennung dieses Begriffes die Korrektheit der Diagnose immer auch in Zweifel gezogen wird. So gibt es derzeit eine Fachdiskussion, ob die Diagnose des Aufmerksamkeits-Defizits-Hyperaktivitäts-Syndroms (ADHS) nicht häufiger gestellt wird als sinnvoll. So nahm dem Wissenschaftlichen Institut der AOK (WIdO) gemäß der Anteil der 3 bis 17-jährigen AOK-Versicherten mit ADHS-Diagnose von 2,5 % (2006) auf 4,6 % (2012) zu. Laut

Barmer GEK Arztreport stellten jedoch in 85 % der Fälle Haus- und Kinderärzte die Diagnose ohne Einbezug eines von der Deutschen Gesellschaft für Kinder- und Jugendpsychiatrie, Psychosomatik und Psychotherapie (DGKJP) geforderten Spezialisten.

1.3.4 Prognose

Die gestellte Diagnose ist Ausgangspunkt für jede einzuleitende Behandlung, die dem Grundsatz „primum nil nocere" gemäß nur angewandt werden soll, wenn zu erwartender Nutzen und das damit einhergehende Risiko in einem akzeptablen Verhältnis zueinander stehen. Somit ist vor Beginn einer Therapie im Einzelfall unter Berücksichtigung aller relevanten Informationen zu prüfen, ob die angedachte Therapie hinsichtlich des Therapieziels erfolgversprechend ist.

Der Erfolg einer Therapie kann im Vorfeld nicht garantiert werden, jedoch kann anhand der Vorerfahrung der Behandelnden und/oder erhobener Statistiken vergangener vergleichbarer Behandlungen eine Prognose abgegeben werden. Das Wort Prognose leitet sich vom griechischen Begriff *prognosis* ab und bedeutet **Vorhersage** und unterscheidet sich in der Bedeutung nicht von Prognosen in anderen Lebensbereichen. Eine Prognose im Rahmen der Patientenbehandlung ist somit eine Einschätzung des Krankheitsverlaufs bezüglich der Heilungschancen, des Wiederauftretens der Erkrankung, was als **Rezidiv** bezeichnet wird, bzw. der künftig zu erwartenden Lebensqualität.

Eine hohe Chance auf Heilung der Erkrankung oder eine geringfügige Beeinträchtigung der Lebensqualität des Patienten wird allgemein als gute Prognose, das Gegenteil dessen als schlechte Prognose bezeichnet. Ist die Prognose nach Ansicht der Ärzte so schlecht, dass das Überleben des Patienten unwahrscheinlich ist, sprechen die Behandelnden auch von einer **infausten Prognose**, abgeleitet vom lateinischen Wort *infaustus* (ungünstig).

Die Abgabe von Prognosen ist aus zwei Gründen problematisch: Einerseits liegen für viele Erkrankungen relative Häufigkeiten für Krankheitsverläufe oder Heilungsraten vor, ob der Patient als Individuum zu dem Anteil der heilbaren oder nicht heilbaren Patienten gehört, lässt sich aus einer Heilungsrate, die auf einer Statistik aus vielen Behandlungsverläufen resultiert, nicht vorhersagen. Andererseits können neben der Haupterkrankung viele Faktoren die Prognose einer Erkrankung positiv oder negativ beeinflussen. Hierzu zählen beispielsweise das Stadium, in dem die Erkrankung entdeckt wurde, das Alter oder Geschlecht der betroffenen Person, weitere vorhandene Begleiterkrankungen, das soziale Umfeld und die Kooperationsbereitschaft des Patienten zur Durchführung der Therapie, die auch mit den Begriffen **Compliance** bzw. Adherence bezeichnet wird.

Die Prognose einer Erkrankung wird nicht nur nach Stellen der Diagnose zur Festlegung der angemessenen Therapie erhoben, sondern im Verlauf der Behandlung an die jeweilige Gesundheitssituation des Patienten angepasst. So kann sich bei unerwartet positivem Krankheitsverlauf die Prognose verbessern, bei negativem Krankheitsverlauf die Prognose aber auch verschlechtern, was wiederum im Einzelfall Konsequenzen für Art und Umfang der weiteren Behandlung haben kann.

1.3.5 Therapie

Die Behandlung von Erkrankungen oder Verletzungen wird in der Medizin als Therapie bezeichnet, abgeleitet vom griechischen Wort *therapeia*, was mit dem Begriff Pflege der Kranken zu übersetzen ist. Ziele einer Therapie sind je nach Krankheitsbild und Stadium der Erkrankung die Ermöglichung oder Beschleunigung der Heilung, die Beseitigung oder Linderung von Symptomen der Erkrankung bzw. die Wiederherstellung körperlicher und/oder psychischer Funktionen.

Nach Stellen der Diagnose und Abschätzung der Prognose des Patienten wird die für den individuellen Fall passende, in der Fachsprache als indizierte (angezeigte) Therapie bezeichnet, ausgewählt und angewandt. Ist eine Therapie aufgrund fehlender Wirksamkeit oder eines ungünstigen Nebenwirkungsprofils nicht angemessen, wird sie als kontraindiziert bezeichnet. Ebenso gebräuchlich ist die Bezeichnung, bei einer angemessenen Handlungsoption die **Indikation** zu einer bestimmten Therapie zu stellen. Liegt jedoch ein Hindernis für eine Therapie vor, beispielsweise eine Schwangerschaft, die eine Verabreichung bestimmter Medikamente aufgrund der Nebenwirkungen auf den Embryo verbietet, stellt diese Situation, hier die Schwangerschaft, eine **Kontraindikation** (Gegenanzeige) dar. Obgleich der Begriff bei therapeutischen Interventionen, insbesondere bei Medikamentengabe, gebräuchlich ist, können auch diagnostische Maßnahmen indiziert oder kontraindiziert sein.

Hinsichtlich verschiedener Therapien werden häufig folgende Unterscheidungen getroffen: Zielt eine Therapie auf die Krankheitsursache ab (z. B. die Gabe von Antibiotika zum Abtöten von Bakterien, die eine Infektion auslösen) wird von einer kausalen Therapie gesprochen. Werden hingegen nur Symptome bekämpft (z. B. Fiebersenkung und Schmerzlinderung als einzig verfügbare Option bei vielen Viruserkrankungen), wird die Therapie als symptomatisch bezeichnet. Therapien, die auf die Heilung des Patienten von der Erkrankung abzielen, werden als **kurativ** bezeichnet. Ist hingegen eine Heilung nicht möglich, kommen **palliative** Therapien zum Einsatz (siehe hierzu auch das → Kapitel 2.6).

Während es Interventionen gibt, die ohne Zeitverzug im Rahmen einer Notfallversorgung durchgeführt werden müssen, wie beispielsweise die Herz-Lungen-Wiederbelebung bei Herz-Kreislaufstillstand, werden Therapien außerdem in dringliche, also zeitkritische Therapien und **elektive**, also planbare, nicht dringliche Therapien unterschieden. Diese Einteilung spielt insbesondere bei der Zuteilung knapper Ressourcen wie z. B. Facharzt- oder Operationstermine eine wichtige Rolle. Wird das gewünschte Therapieziel erreicht, verläuft die Therapie erfolgreich, wird das gewünschte Ziel nicht erreicht, insbesondere das Leben des Patienten nicht gerettet, bezeichnen die Behandelnden die Therapie als **frustran**.

Neben der Therapie der eigentlichen Erkrankung kommen je nach Krankheitsbild unterstützende Maßnahmen, sogenannte supportive Therapien zum Einsatz. So geht die bei Krebserkrankungen eingesetzte Chemotherapie häufig mit den Nebenwirkungen Übelkeit und Erbrechen einher. Die Gabe von Medikamenten zur Bekämpfung der Übelkeit hat dann zwar keinen Einfluss auf das Krebswachstum, ermöglicht aber indirekt erst den Einsatz wirksamer Chemotherapeutika.

Obgleich eine gesicherte Diagnose vor Beginn der Therapie den Idealfall darstellt, erfolgt aus verschiedenen Gründen vor Sicherung der Diagnose bereits eine Intervention. Dies kann indiziert sein, wenn die Sicherung der Diagnose in keinem Verhältnis zum betriebenen Aufwand steht. So wird bei etlichen Erkrankungen aufgrund ihrer kurzen Krankheitsdauer oder des milden Verlaufs auf eine umfangreiche Diagnostik bewusst verzichtet, da mit hoher Wahrscheinlichkeit ein bekanntes Vorgehen erfolgversprechend ist. Ebenso gibt es Erkrankungen wie die Blutvergiftung (Sepsis), bei der ein diagnostisches Ergebnis nicht abgewartet werden kann, sondern auf Verdacht mit der Behandlung begonnen werden muss. In beiden Fällen, in denen sich die Therapie nicht auf eine gesicherte Diagnose stützt, wird von einer **kalkulierten** Therapie gesprochen.

✱ Lesetipps | **Literatur und Websites**

Schröder, H.; Schüssel, K.; Waltersbacher, A. (2014): **ADHS: Diagnose Zappelphilipp – Analyse des WIdO.** AOK Forum Gesundheit und Gesellschaft.
Im Internet unter: *http://aok-bv.de/imperia/md/aokbv/mediathek/gg/gg-beitrag_adhs_gg1014.pdf*

Grobe, T. G.; Bitzer, E. M.; Schwartz, F. W. (2013): **Epidemiologie und Gesundheitssystemforschung**. BARMER GEK Arztreport 2013. Schwerpunkt ADHS. Hannover. Im Internet unter:
http://presse.barmer-gek.de/barmer/web/Portale/Presseportal/Subportal/Presseinformationen/Archiv/2013/130129-Arztreport-2013/PDF-Arztreport-2013.pdf

✱ Webtipp | **Untersuchungstechniken**

Darstellung verschiedener **Untersuchungstechniken per Video** finden Sie auf der Internetseite Doccheck Flexikon unter:
http://flexikon.doccheck.com/de/K%C3%B6rperliche_Untersuchung

1.4 Medizinische Fachsprache/Terminologie

Die Medizin hat wie jedes Fachgebiet eine eigene Fachsprache. Diese ist stark vom Einfluss der antiken Medizin geprägt. Neben dem sicher bekannten umfangreichen **lateinischen Fachvokabular** finden sich zahlreiche **griechische Ausdrücke** wieder, die in den vorangegangenen Kapiteln bereits beispielhaft erwähnt worden sind. In diesem Kapitel sollen die wichtigsten Grundzüge und Grundbegriffe der medizinischen Fachsprache erläutert werden. Ein Lehrbuch zur Einführung in die medizinische Fachsprache kann diese Darstellung jedoch nicht ersetzen. Da die Beherrschung der medizinischen Fachsprache ein, wenn nicht das wesentliche Kriterium ist, an dem Angehörige der Heilberufe die fachliche Kompetenz von Nicht-Medizinern festmachen, ist eine sichere Beherrschung der Fachsprache im jeweiligen Tätigkeitsgebiet unabdingbar und sollte ab Beginn der Ausbildung eingeübt werden, so wie im Medizinstudium der Kurs Medizinische Terminologie zum absoluten Pflichtprogramm im ersten Semester des Studiums gehört.

1.4.1 Terminologie vs. Nomenklatur

Die Lehre einer Fachsprache wird als Terminologie bezeichnet, gelegentlich wird die Fachsprache selbst mit diesem Begriff belegt. Diese Terminologie unterliegt einerseits bestimmten Regeln, die im Folgenden erläutert werden, andererseits auch einem steten Wandel und regionalen Unterschieden. Ebenso fließen Eigennamen (**Eponyme**) in die Terminologie ein, mehrere Begriffe für einen Sachverhalt (**Synonyme**) sind ebenfalls möglich.

Demgegenüber stellt eine Nomenklatur, wie die *Nomina Anatomica* zur Bezeichnung anatomischer Strukturen wie Knochen, Muskeln, Nerven, Blutgefäßen etc., ein international einheitliches, strengen Regeln unterworfenes Benennungs- und Ordnungssystem dar, frei von Eponymen und stets eindeutig in der Begriffswahl.

1.4.2 Zusammengesetzte Fachbegriffe

Eine Vielzahl medizinischer Fachbegriffe wird aus bestimmten Wortbestandteilen (Morphemen) zusammengesetzt. Die Kenntnis der Regeln dieser Zusammensetzung und eine überschaubare Anzahl an Wortbestandteilen ermöglichen die Übersetzung eines Großteils medizinischer Fachtermini. Daher sollen die wichtigsten Regeln zur Zusammensetzung medizinischer Fachbegriffe im Folgenden dargestellt werden.

1.4.2.1 Wortbestandteile zusammengesetzter Fachbegriffe

Zusammengesetzte Fachbegriffe bestehen aus mindestens zwei der folgenden Bestandteile:

- Vorsilbe (**Präfix**)
- Wortstamm, ggf. mit Bindevokal
- Nachsilbe (**Suffix**)

Der Wortstamm ist der Kern des Wortes und gibt die Hauptbedeutung des Wortes, z. B. die Zuordnung zu einem Organ- oder Organsystem, vor. Zur erleichterten Aussprache wird an den Wortstamm häufig ein Bindevokal angehängt, in der Regel ein „o“. Ein Wortstamm mit Bindevokal wird auch als **Bindeform** bezeichnet.

✱ Beispiele

Wortstamm	Bindevokal	Bindeform	Bedeutung
Arthr-	o	Arthro-	Gelenk
Hepat-	o	Hepato-	Leber
Kardi-	o	Kardio-	Herz

Das **Suffix** wird ans Ende des Wortstammes bzw. der Bindeform angefügt. Es spezifiziert die Bedeutung des Wortes und legt die Wortart (z. B. Substantiv) fest.

✱ Beispiele

Suffix	Bedeutung
-al	etwas betreffend
-ie	krankhafter Zustand
-itis	Entzündung von etwas
-logie	Lehre von etwas (und dessen Erkrankungen)

Das **Präfix** wird vor dem Wortstamm platziert und schränkt die Bedeutung des Wortes ebenso ein wie das Suffix. Häufig finden sich im Präfix Angaben zu Lage, Richtung, Ort, Menge oder Zeit.

✱ Beispiele

Präfix	Bedeutung
Poly-	viele
Epi-	oberhalb
Tachy-	(zu) schnell

1.4.2.2 Beispiele für die Zusammensetzung der Wortbestandteile

Eine sehr häufige Zusammensetzung medizinischer Fachbegriffe findet sich in der Kombination von einer Bindeform mit einem Suffix.

✱ Beispiele

Bindeform	Suffix	Bedeutung
Hepat-	-itis	Leberentzündung
Kardio-	-logie	Lehre des Herzens

An diesen Beispielen wird eine grammatikalische Regel deutlich:

✱ Regel

Beginnt ein Suffix mit einem Vokal, entfällt der Bindevokal.

Ebenso ist die Kombination mehrerer Wortstämme bzw. Bindeformen mit einem Suffix möglich.

✱ Beispiele

Bindeform 1	Bindeform 2	Suffix
Gastro-	enter-	itis
Magen-	Darm-	Entzündung

✱ Regel

Anders als bei einem Suffix wird zwischen zwei Bindeformen nicht auf den Bindevokal verzichtet, selbst wenn der zweite Wortstamm mit einem Vokal beginnt.

Die Anwendung eines Präfixes trifft in der Regel in Kombination mit einem Suffix und einem Wortstamm auf.

✱ Beispiele

Präfix	**Bindeform**	**Suffix**	**Bedeutung**
Poly-	arthr-	itis	Entzündung vieler Gelenke
Epi-	kardi-	al	oberhalb des Herzens
Tachy-	kard-	ie	zu schneller Herzschlag

Bei der Verbindung von Präfix und Wortstamm kann es zur Erleichterung der Aussprache noch zu folgenden Modifikationen kommen: zur Angleichung (**Assimilation**) des letzten Buchstabens des Präfixes mit dem ersten Buchstaben des Wortstammes, zur Streichung des letzten Buchstabens des Präfixes (**Elision**) oder zum Hinzufügen von Konsonanten, insbesondere, wenn sonst gleichlautende Vokale aufeinandertreffen würden. Wie am Beispiel der Tachykard(i)ie gezeigt, kann eine Elision auch zwischen Wortstamm und Suffix erfolgen.

✱ Beispiele		
statt Syn-metrie	Symmetrie	Assimilation
statt A-archie	Anarchie	Konsonanteneinfügung

1.4.2.3 Strategie zum Erlernen zusammengesetzter Fachbegriffe

Anstelle des Auswendiglernens tausender zusammengesetzter medizinischer Fachbegriffe, kann in Kenntnis der Regeln zur Zusammensetzung sowie der Kenntnis einer überschaubaren Anzahl an Präfixen, Wortstämmen und Suffixen die Mehrheit medizinischer Fachbegriffe sinnhaft erfasst werden. Hierzu wird der unbekannte Fachbegriff sinnvollerweise zunächst in seine Wortfragmente unterteilt, diese werden übersetzt und die übersetzten Wortbestandteile in eine logische Abfolge gebracht.

✱ Beispiel | **zusammengesetzte Fachbegriffe verstehen**

Duodenopankreatektomie

➲ Duodeno|pankreat|ektomie

Duodeno-	= Zwölffingerdarm
pancreat(o)-	= Bauchspeicheldrüse
ektomie	= operative Entfernung von etwas

➲ operative Entfernung des Zwölffingerdarms und der Bauchspeicheldrüse

Hinweis: Eine umfassende Liste relevanter Präfixe, Wortstämme und Suffixe findet sich beispielsweise im Lehrbuch „Fachsprache Medizin im Schnellkurs" von *Axel Karenberg* (siehe weiterführende Literatur am → Ende des Kapitels).

1.4.3 Weitere Arten medizinischer Fachbegriffe

Neben zusammengesetzten Fachbegriffen griechischen und lateinischen Ursprungs finden sich weitere Arten von Fachausdrücken in der medizinischen Fachsprache. So können medizinische Fachausdrücke aus anderen Sprachen übernommen werden wie beispielsweise *Bypass* (engl.) oder *Influenza* (ital.). Ebenso finden sich folgende Kategorien von Fachbegriffen in der medizinischen Terminologie wieder:

- Eigennamen (Eponyme)
- Kurzwörter (Akronyme)

- Mehrfachbenennungen (Synonyme)
- Gegensatzwörter (Antonyme)

1.4.3.1 Eponyme

Wie auch in anderen Branchen üblich, wurden und werden in der Medizin zahlreiche Fachbegriffe zu Ehren des Erstbeschreibenden bzw. Entdeckers oder anderer berühmter Persönlichkeiten mit einem Eigennamen versehen. So wurde die bereits beschriebene Technik des Chirurgen *Joseph Lister* zur Desinfektion des OP-Gebietes beispielsweise als *listern* bekannt. *Theodor Escherich* entdeckte das nach ihm benannte Bakterium *Escherichia (E.) coli* und die von **Alois Alzheimer** entdeckte Erkrankung (Morbus) des Gehirns trägt ebenfalls bis heute den Namen des Entdeckers. Das **Ebolafieber** erhielt seinen Namen nach dem Fluss im Kongo, an dem die Erkrankung im Jahr 1976 das erste Mal beobachtet wurde. Aus diese Art und Weise existieren mehr als 1.000 Eigennamen in der medizinischen Fachsprache. Problematisch wird dies insbesondere bei Eigennamen, die in verschiedenen Sprachräumen nicht einheitlich gebraucht werden.

✱ Beispiele

deutscher Sprachraum	angloamerikanischer Sprachraum
Basedow-Krankheit	Grave's disease
Röntgenstrahlen	X-rays

1.4.3.2 Akronyme

Zur Benennung komplexer Sachverhalte oder langer Namen mit Wortketten, die in ursprünglicher Form umständlich auszusprechen sind, wurden **Kunstworte** erschaffen, die meist aus den Anfangsbuchstaben der einzelnen Worte gebildet werden. Statt bei einem Vortrag um den „**L**ight **A**mplification by the **S**timulated **E**mmision of **R**adiation"-Pointer zu bitten, möchten wir lieber den **LASER**-Pointer benutzen. Anders als bei im heutigen Sprachgebrauch üblichen Hang zu buchstabierten Abkürzungen wie mfg, DSDS oder ABS werden Akronyme als neues Wort ausgesprochen. Hierbei finden sich unter den Akronymen bevorzugt angloamerikanische Begriffe und Institutionen wieder. Das wahrscheinlich bekannteste Akronym im Bereich der Medizin ist **AIDS**, das für **A**quired **I**mmue **D**eficiency **S**yndrome steht, was mit erworbenem Immunschwäche-Syndrom übersetzt werden kann.

✱ Beispiele

Akronym	Bedeutung
DIMDI	Deutsches Institut für Medizinische Dokumentation und Information
IGeL	Individuelle Gesundheitsleistungen
IQWiG	Institut für Qualität und Wirtschaftlichkeit im Gesundheitswesen
KISS	Krankenhaus-Infektions-Surveillance-System
OSCE	Objective Structured Clinical Examination
QALY	Quality Adjusted Life Year
SARS	Severe Acute Respiratory Syndrome
STEMI	ST-Elevation Myocardial Infarction

Auch bei der Verwendung von Akronymen ist die uneinheitliche Verwendung unter Umständen problematisch. So ist das Akronym AIDS in Frankreich beispielsweise weitgehend unbekannt, da die Übersetzung des oben genannten Begriffs im Französischen SIDA (Syndrome Immuno-Déficitaire Acquis) lautet.

1.4.3.3 Synonyme

In der Entwicklung jeder Sprache gibt es zu einem Sachverhalt oft mehrere sinn- oder bedeutungsverwandte Begriffe. So existieren auch in der Medizin für die Beschreibung eines Sachverhaltes oft mehrere konkurrierende Bezeichnungen.

✱ Beispiele | **Synonyme regional bzw. umgangssprachlich**

Die durch das Varizella-Zoster-Virus ausgelöste Erkrankung wird je nach geographischer Region als Feuchtblattern, Schafblattern, Spitzpocken, Varizellen, Wasserpocken oder Windpocken bezeichnet.

Nicht nur umgangssprachlich, sondern auch in der Fachsprache existieren derartige Synonyme, die eine Klassifikation medizinischer Erkrankungen durch eindeutige Nomenklaturen erschweren.

✱ Beispiele | **Synonyme in der Fachsprache**

- Mukoviszidose oder zystische Fibrose
- Multiple Sklerose (MS) oder Encephalomyelitis disseminata (ED)
- Lepra oder Morbus Hansen
- Pfeiffer-Drüsenfieber oder Mononucleosis infectiosa oder Lymphoidzellangina (es gäbe noch fünf weitere Synonyme)

1.4.3.4 Antonyme

Als Antonyme werden **Gegensatzwörter** bezeichnet wie beispielsweise rechts und links. Sie haben im → Kapitel 1.3.5 bereits solche Gegensätze in den Wortpaaren kurativ und palliativ bzw. indiziert und kontraindiziert kennen gelernt.

✱ Beispiele | **wichtige Antonyme kennen**

- akut vs. chronisch
- Arterie (vom Herzen wegführendes Blutgefäß) vs. Vene (zum Herzen hinführendes Blutgefäß)
- benigne (gutartig) vs. maligne (bösartig)
- suffizient (ausreichend) vs. insuffizient (nicht ausreichend)
- superior (oberhalb von etwas) vs. inferior (unterhalb von etwas)

1.4.4 Fallstricke bei medizinischen Fachbegriffen

1.4.4.1 Verwendung umgangssprachlicher Begriffe mit anderem Kontext

Die medizinische Fachsprache bedient sich einiger umgangssprachlicher Begriffe, die im medizinischen Kontext jedoch eine andere Bedeutung erhalten. So denken wir beim Wort **Herd** in der Umgangssprache zunächst an eine Kochstelle, der Mediziner benutzt diesen Ausdruck jedoch als Bezeichnung für die Quelle einer Infektion oder anderweitigen Störung. Das Substantiv **Medium** hat umgangssprachlich eine spirituelle Bedeutung, in der Medizin wird damit ein Nährboden zur Anzüchtung von Bakterienkulturen bezeichnet.

1.4.4.2 Verwendung von Abkürzungen

Neben Akronymen kommen in unserer Sprache viele Abkürzungen zur Anwendung. Dies dient im Idealfall zur Verkürzung des Textes ohne gleichzeitigen Informationsverlust. Da die Anzahl verfügbarer Abkürzungen bei Verwendung von drei bis vier Buchstaben begrenzt ist, kann es in der Medizin auch zu **Verwechslungen** aufgrund von Abkürzungen kommen.

* Beispiel | **Risiko Abkürzungen**

Ein prägnantes Beispiel ist die Abkürzung HWI, die

- von Kardiologen als (Herz-)Hinterwandinfarkt,
- von Urologen als Harnwegsinfektion,
- von Orthopäden als Halswirbelimmobilisation
  oder sogar
- von Venerologen (Fachärzten für Geschlechtskrankheiten) für häufig wechselnde Intimpartner

verwendet wird.

Es liegt auf der Hand, dass den jeweiligen Erkrankungsbildern oder Maßnahmen grundlegend unterschiedlich begegnet werden sollte und eine Verwechslung für den Patienten fatale Folgen haben kann.

Der Begriff EBM kann zum einen für die in → Kapitel 2.3 dargestellte **Evidence-based Medicine**, zum anderen aber auch für den **Einheitlichen Bewertungsmaßstab** zur Abrechnung vertragsärztlicher Leistungen stehen.

Beckers Lexikon für medizinische Abkürzungen listet unter AAP sogar insgesamt 26 verschiedene Begrifflichkeiten auf. Sogar Verwechslungen bei Antonymen sind denkbar:

Während die Bezeichnung UL-Resektion im deutschsprachigen Raum die operative Entfernung des **U**nterlappens der **L**unge beschreibt, steht der Begriff resection of UL im englischsprachigen Bereich für die Entfernung des **u**pper **l**obe, also des Oberlappens!

1.4.4.3 Aussprache medizinischer Fachbegriffe

Die sichere Verwendung der medizinischen Fachsprache erstreckt sich nicht nur auf das geschriebene Wort in der Korrespondenz mit medizinischem Personal, sondern insbesondere auch auf das gesprochene Wort. So kann durch falsche Aussprache eines Wortes die eigene Kompetenz in Frage gestellt werden.

> ✱ Beispiel | **Fachbegriffe richtig aussprechen und verwenden**
>
> Ein junger, dynamischer Unternehmensberater trat eines Tages vor eine Runde von Klinikdirektoren eines großen Krankenhauses und begann damit, den ärztlichen Kollegen zu berichten, dass er die Struktur der Kliniken binnen weniger Tage verstanden hätte und diese nun optimieren wollte. Ihm fiel jedoch auf, dass in der Patientendokumentation immer wieder ein Wort auftauche, nämlich **cave**. Er sprach das Wort mehrmals auf Englisch aus, da er es offenbar für den englischen Begriff für Höhle hielt, bis ihn einer der ärztlichen Kollegen, nicht ohne süffisanten Unterton, darauf hinwies, dass es sich hier nicht um eine Höhle, sondern um den lateinisch ausgesprochenen Begriff *cave* handelt, was so viel wie „Achtung/Vorsicht" heißt. Über die Kompetenz dieses Beraters fällten die ärztlichen Klinikdirektoren im Nachgang ein einstimmiges Urteil.

Um sich derartige Peinlichkeiten zu ersparen, helfen zwei Grundregeln:

[1] **Gute Vorbereitung**

Klären Sie im Vorfeld eines Gesprächs oder Vortrages, in dem Sie bestimmte medizinische Fachbegriffe verwenden wollen, im Zweifel bei jedem Begriff die korrekte Aussprache. Neben medizinischem Fachpersonal können auch Fernsehbeiträge oder Videoclips von medizinischen Experten im Internet eine wichtige Unterstützung bieten.

[2] **Unnötige Fehler vermeiden**

Es gibt medizinische Fachbegriffe, die eine falsche Aussprache durch ihre Länge oder Ähnlichkeit aufeinanderfolgender Silben nahezu provozieren. So kann auf einer Präsentationsfolie zwar der Fachbegriff Epididymitis auftauchen, es spricht aber im wahrsten Sinne des Wortes nichts gegen die Verwendung des (etwas) leichter auszusprechenden Begriffs der Nebenhodenentzündung.

1.4.4.4 Ärztelatein – (k)eine Geheimsprache

Die Verwendung lateinischer Sprache war über viele Jahrhunderte nur gebildeten Personen vorbehalten, diente als Abgrenzung in Religion und Medizin und sicherte so den Verbleib des **Herrschaftswissens** in bestimmten Kreisen. Noch heute ist die Verwendung der medizinischen Fachsprache den meisten Patienten nicht geläufig und wird daher im Alltag der Mediziner mehr oder weniger subtil, teilweise mit guten Absichten, teilweise bösartig eingesetzt.

Gründe für die Verwendung des sogenannten **Ärztelateins** können sein:

[1] bei unklarer Diagnose, um den Patienten nicht zu beunruhigen

[2] Austausch medizinischer Fachinformationen, die vor anwesenden Nicht-Medizinern im Raum verborgen bleiben sollen

[3] Austausch nicht-dienstlicher Informationen, die von anwesenden Nicht-Medizinern nicht als solche erkannt werden sollen

[4] Einschätzung der persönlichen Situation, Intelligenz oder Compliance des Patienten

Neben überwiegend anerkennenswerten oder zumindest tolerablen Absichten bei Gebrauch des Ärztelateins gibt es aus dem Erfahrungsschatz des Autors aber auch einige weniger rühmliche Beispiele.

✱ Beispiele | **Ärztelatein verstehen**

zu [1]: Visite im Patientenzimmer

„Die Neoplasie ist unklarer Dignität und wird diagnostisch abgeklärt, alles Weitere extra muros" anstelle von „Bei der Wucherung (Neoplasie) des Patienten könnte es sich um Krebs handeln (unklare Dignität), das wissen wir noch nicht und machen deswegen die üblichen Tests, alles Weitere besprechen wir wohl besser vor der Tür (extra muros)."

zu [2]: Visite im Vierbettzimmer

„Die C2-Symptomatik steht im Vordergrund" anstelle von „Der übermäßige Alkoholgenuss (C2 steht verkürzt für die chemische Formel **C_2H_5OH** für Ethanol) des Patienten ist sein eigentliches Problem."

zu [3]: Auf dem Flur der Station vor wartenden Angehörigen:

„Herr Kollege, das gastroenterologische Konsil wartet dringend auf Ihr Erscheinen!" anstelle von „Komm mit, wir wollen uns unterhalten (Konsil) beim gemeinsamen Mittagessen (gastroenterologisches)."

zu [4]:

- Häufige Diagnose am Neujahrstag in chirurgischen Ambulanzen: Zustand nach „PAM" anstatt der ausgeschriebenen Version Zustand nach „paar aufs Maul".
- Die Angabe, der Patient leide an Morbus Bahlsen hat nicht etwa mit übermäßigem Konsum bestimmter Backwaren zu tun, sondern heißt schlicht und ergreifend, dass der Patient abgrundtief dumm sei.
- Das Kürzel c.p. im Bereich der Physiotherapie bedeutet caput piger (fauler Kopf) und kennzeichnet Patienten, die sich nicht ausreichend um Genesung bemühen, bei Zahnärzten wird gelegentlich das Kürzel OS (Oralsau) verwendet, dass mangelnde Zahnhygiene des Patienten ausdrücken soll.
- Die Beschreibung eines „anspruchsvollen" Patienten mit der Nebendiagnose „Flatus transversus" hört sich für Außenstehende vermeintlich unverdächtig an, die Übersetzung „quersitzender Furz" dagegen beschreibt recht plastisch die möglicherweise strapazierte Arzt-Patienten-Beziehung.

Während die Umschreibung einer klinischen Situation bis zur vollständigen Klärung möglicherweise im Interesse des Patienten sein kann – auch hierzu das → Kapitel 4.2 Eigenverantwortung und Selbstbestimmung – haben persönliche Urteile bis hin zu Beleidigungen sicherlich nichts in der auf absolutem Vertrauen basierenden Kommunikation der Behandelnden über den Patienten in Gegenwart Dritter oder gar in der Patientendokumentation zu suchen.

Hinzu kommt, dass die Möglichkeiten der **Dechiffrierung** des Ärztelateins enorm zugenommen haben. So ist ein Großteil aller stationären Patienten binnen Minuten nach der Visite in der Lage, die verklausulierten Botschaften über Suchmaschinen zu entziffern. Ebenso gibt es Dienste, wie die von Medizinstudierenden getragene Initiative *www.washabich.de*, die Patienten kostenlos eine Übersetzung medizinischer Befunde in leicht verständliche Sprache anbietet. Der als Argument angeführte **Datenschutz** bei Verwendung des Ärztelateins gemäß Punkt 2 der oben genannten Aufzählung ist somit nicht mehr sichergestellt. Da das Verständnis über die eigene Erkrankung, die durchgeführten Maßnahmen und die Prognose der Erkrankung die Mitarbeit (Compliance) des Patienten erheblich verbessern kann, und von Patienten berechtigterweise auch zunehmend eingefordert wird, sollte die Anwendung des Ärztelateins in Gegenwart von Patienten und Dritten auf das notwendige Mindestmaß beschränkt werden und grundsätzlich stets wertschätzend erfolgen.

✱ Lesetipps | **Literatur und Websites**

Karenberg, A. (2015): **Fachsprache Medizin im Schnellkurs. Für Studium und Berufspraxis**. Stuttgart.

Deschka, M. (2012): **Lernkarten Grundwortschatz Medizin**. 324 Karteikarten zum Einstieg in die medizinische Fachsprache. Melsungen.

Beckers, H. (2015): **Abkürzungslexikon medizinischer Begriffe**. Einschl. Randgebiete. Köln.

Internetpräsenz der **„Was hab' ich?"** gGmbH
Kostenlose Übersetzung medizinischer Befunde durch Medizinstudierende: *http://www.washabich.de*

1.5 Medizin als ärztliche Heilkunst

Obgleich die Basis der Medizin die Naturwissenschaften wie Biologie, Biochemie oder der Physiologie darstellen, ergänzt von Psychologie und Sozialwissenschaften, ist Medizin aufgrund mangelnder Theoriebildung weder

Natur- noch Geisteswissenschaft im eigentlichen Sinn. Die angewandte Medizin wird als **(ärztliche) Heilkunst** betrachtet, eine Fehlbehandlung entgegen des jeweiligen Wissensstandes als Behandlung entgegen der Gesetzte der (Heil-)Kunst (contra **lege artis**) bezeichnet. Dies kann dadurch begründet werden, dass neben biochemischen Prozessen im menschlichen Körper auch die Person des Behandelnden einen wesentlichen Einfluss auf den Patienten hat und sich viele Prozeduren einer wissenschaftlichen Überprüfung entzogen haben und sich teilweise aufgrund offensichtlicher Wirksamkeit einer systematischen Überprüfung entziehen.

Ebenso war die Medizin bis vor wenigen Jahrzehnten auf vielen Fachgebieten geprägt vom Mangel effektiver kausaler Therapien, wie beispielsweise in Kapitel 1.2.4. dargelegt. Umso wichtiger waren positive Effekte der sog. **Sprechenden Medizin**, die durch die zwischenmenschliche Interaktion zwischen Patient und Arzt erzeugt werden konnten. So können durch emotionale Zuwendung und Beistand Krankheitsverläufe teilweise positiv beeinflusst werden.

✱ Beispiel | **den Schmerz wegpusten**

Ein vermeintlich harmloses aber sehr eingängiges Beispiel für die hier beschriebenen Effekte haben die meisten Leser (hoffentlich) in ihrer Kindheit erfahren. Kinder, die stürzen und sich dabei wehgetan haben, beispielsweise durch Zuziehen einer oberflächlichen Schürfwunde, werden am effektivsten durch emotionale Zuwendung getröstet. Häufig wird in diesem Zusammenhang durch eine ritualisierte Handlung geholfen, beispielsweise durch „Wegpusten" des Schmerzes. Um hier in den Worten des Arztes Eckard von Hirschhausen zu sprechen, gibt es mutmaßlich keine biochemischen Reaktionen an der Wundfläche, die eine sofortige „emotionale Genesung" des Kindes erklären könnten, dem Kind das „Wegpusten" des Schmerzes zu verweigern wäre aber trotzdem eine unterlassene Hilfeleistung.

In diesem Zusammenhang haben ritualisierte Handlungen und Insignien nicht nur bei Naturvölkern oder in der kindlichen Entwicklung, sondern auch in der modernen Medizin einen festen Bestandteil und können gezielt zum Wohle des Patienten eingesetzt werden.

Eine ritualisierte Handlung in der Medizin stellt beispielsweise eine Chefarztvisite mit einem Massenandrang weißbekittelter Personen dar. Wichtige Insignien der modernen Medizin sind neben dem weißen Arztkittel auch ein am Körper getragenes Stethoskop und sicherlich auch ein Doktortitel, obgleich dieser nur etwas über die wissenschaftliche, nicht aber zwingend die ärztliche Kompetenz des Titelträgers aussagen sollte.

Einer der prominentesten Fürsprecher der sprechenden Medizin, der ungarische Psychoanalytiker und Biochemiker Mihály Maurice Bergsmann, besser bekannt unter seinem späteren Namen **Michael Balint**, postulierte, dass das am allerhäufigsten verwendete Heilmittel der Arzt selbst sei.

So kann für bestimmte Gesundheitsprobleme durch ein überzeugendes Auftreten des Arztes bei Gabe eines Scheinmedikamentes (placebo (lat.) = Ich werde gefallen) ein nicht durch pharmakologische Wirkung erzielter Effekt, der sog. **Placebo-Effekt**, beobachtet werden. Jedoch hat diese Interaktion ebenso wie jede andere Form der Therapie auch Risiken und Nebenwirkungen. So kann als Gegensatz zum positiv wirkenden Placebo-Effekt eine unpassende Interaktion zwischen Patient und Arzt auch zu einem negativen Ergebnis führen, dem sog. **Nocebo-Effekt** (nocebo (lat.) = ich werde schaden)

✱ Lesetipps | **Literatur**

Balint, Michael (2010): **Der Arzt, sein Patient und die Krankheit.** Stuttgart.

Berndt, Christina (2003): **Medizin ist Show.** Süddeutsche Zeitung vom 05.08.2003. Im Internet unter:
http://www.sueddeutsche.de/wissen/2.220/aerzte-heilmittel-und-rituale-medizin-ist-show-1.912199

2 Methoden und Ansätze der Medizin

2.1 Arzneimitteltherapie

Die Behandlung von Patienten mit bestimmten Substanzen (Arzneien) bzw. Medikamenten (medicamentum (lat.) = Heilmittel) zur Behandlung von Beschwerden hat eine lange Tradition. So ist der Einsatz natürlich vorkommender aktiver Substanzen in Rezepturen bereits seit 3000 v. Chr. belegt. Neben den teilweise auch heute noch als sog. Phytotherapeutika (Arzneimittel auf pflanzlicher Basis) gebräuchlichen Substanzen wurden zahlreiche chemisch synthetisierte Wirkstoffe erfunden und finden nach Testung unter Laborbedingungen am Menschen in nahezu allen medizinischen Fachgebieten praktischen Einsatz. Neben den beschriebenen Bezeichnungen für Arzneimittel findet sich auch der aus dem Griechischen stammende Begriff des **Pharmakons** (pharmakon (griech.) = Gift, Droge, Arznei), der neben dem Hinweis auf potenziell gewünschte Effekte durch die Übersetzung auch auf potenzielle Risiken und Nebenwirkungen hindeutet.

> ✱ Zitat
>
> Alle Dinge sind Gift, und nichts ist ohne Gift; allein die Dosis machts, daß ein Ding kein Gift sei. Paracelsus (Philippus Aureolus Theophrastus Bombastus von Hohenheim), Schweizer Arzt, Alchemist, Mystiker und Philosoph (1493–1541)

Heute nehmen Arzneimittel neben den in Kapitel 2.2. beschriebenen operativ-interventionellen Maßnahmen in der Therapie einen sehr bedeutenden Stellenwert ein. So lagen beispielsweise die Gesamtausgaben der GKV-Versicherten für Arzneimittel laut Bundesvereinigung Deutscher Apothekerverbände e. V. (ABDA) im Jahr 2015 bei 31,84 Mrd. Euro.

Das Wissen über die Wirkung eines Pharmakons ist für den Erfolg der medikamentösen Behandlung eines Patienten von entscheidender Bedeutung. Diesem Wissen widmet sich die Lehre von der Wirkung der Arzneimittel, die **Pharmakologie**. Hierbei wird unterschieden zwischen den

Teilgebieten der Pharmakodynamik und der Pharmakokinetik. Die **Pharmakodanamik** beschreibt die Wirkung eines Pharmakons auf den Organismus, während die **Pharmakokinetik** die Wirkung des Organismus auf das Pharmakon, also beispielsweise dessen Abbau innerhalb des Körpers sowie die Ausscheidung des Arzneimittels aus dem Körper beschreibt.

Jeder pharmakologische Eingriff ist dabei stets einer sorgfältigen Indikationsstellung nach individueller Nutzen-Risiko-Abwägung zu unterziehen. Insbesondere im Rahmen der Zulassung neu entwickelter Wirkstoffe und Rezepturen ist aufgrund der bisherigen Erfahrungen eine umfangreiche und schrittweise Testung der Substanz auf potenzielle Schädigungen unerlässlich.

✱ Beispiel | **Thalidomid – gut verträglich?**

Im Jahr 1957 kam ein Schlafmittel namens Contergan auf den Markt, dass als „erstes bromfreies Schlaf- und Beruhigungsmedikament ohne größere Nebenwirkungen" vermarktet wurde. Es stellte sich jedoch heraus, dass die Kinder von Schwangeren, die das Mittel während der Schwangerschaft einnahmen, mit erheblichen Missbildungen zu Welt kamen. Da dieser Zusammenhang erst 1961 zur Rücknahme des Präparates vom Markt führte, wird die Zahl betroffener Kinder weltweit auf ca. 10.000 geschätzt, von denen ein Großteil aufgrund der überwiegenden Vermarktung in der Bundesrepublik Deutschland geboren wurden. Heute leben noch etwa 2.800 Menschen mit diesen schweren Missbildungen in Deutschland.

Aufgrund dieses **Contergan-Skandals** und anderer gravierender Ereignisse wurden die Arzneimittelzulassung international strengen Regularien unterworfen und wird in den USA von der Food and Drug Administration (**FDA**) und in Europa von der Europäischen Arzneimittel-Agentur (**EMA**) streng überwacht. Im Rahmen der Klinischen Prüfung durchläuft ein Arzneimittel nach biochemischer Grundlagenforschung und Tierversuchen die in → Tabelle 3 dargestellten Stadien der Arzneimittelprüfung.

Phase	Fragestellungen	Probanden	Stichprobe (~)	Studienform
I	„first in human" Toxizität? Pharmakokinetik? Höhe der akzeptablen Einzeldosen?	in der Regel freiwillige Gesunde	klein (10–15)	Interventionsstudie ohne Kontrolle
II	Dosis-Effekt-Beziehung? proof of concept (IIa) dose finding study (IIb)	ausgewählte erkrankte Patienten	mittel (50–100)	Interventionsstudie ohne Kontrolle
III	signifikanter Wirknachweis (pivotal study)? vor Marktzulassung (IIIa) bzw. nach Marktzulassung (IIIb)	Patienten mit definierten Ein- und Ausschlusskriterien	groß (200–10.000)	Interventionsstudie Randomisierte kontrollierte Studie
IV	Wirksamkeit/ Nutzen unter Routinebedingungen? seltene Nebenwirkungen?	repräsentatives Patientenkollektiv	sehr groß (bis 10^6)	Kohortenstudie Beobachtung im Sinne der Versorgungsforschung

Tab. 3: Phasen der klinischen Prüfung eines Arzneimittels

Arzneimittel sind im deutschsprachigen Raum bis auf wenige Ausnahmen apothekenpflichtig, können also nur von approbierten Apothekern im Rahmen eines Beratungsgespräches verkauft werden (Selbstbedienungsverbot). Je nach Indikation und Nebenwirkungsprofil wird zwischen rezeptfreien, also frei verkäuflichen Medikamenten und verschreibungspflichtigen (rezeptpflichtigen) Arzneimitteln unterschieden, die aufgrund der Nebenwirkungen bzw. Risiken nur auf Rezept eines Arztes, Zahnarztes oder Veterinärmediziners ausgegeben werden dürfen. Eine Sonderform der Rezeptpflicht stellt die Verschreibung von Präparaten dar, die zur Minimierung möglichen Missbrauchs als sogenannte **Betäubungsmittel**

(BTM) unter die Betäubungsmittelverschreibungsverordnung (BTMVV) fallen.

Neben den von pharmazeutischen Unternehmen entwickelten zugelassenen Originalmedikamenten werden nach Auslaufen der sogenannten Patentzeit auch wirkstoffgleiche Medikamente von anderen Herstellern, sogenannte **Generika** produziert. Diese sind aufgrund deutlich geringerer Zulassungskosten in aller Regel deutlich preisgünstiger als das Originalpräparat.

Neben der chemischen Struktur eines Pharmakons sind vor allem die Darreichungsform und Applikationsart entscheidend für pharmakodynamische Eigenschaften, wie beispielsweise die Zeit bis zum Wirkeintritt der Substanz. Gängige Darreichungsformen sind in → Tabelle 4 aufgelistet.

Darreichungsform	fest	halbfest	flüssig	sonstige
Beispiele	▪ Tablette ▪ Dragee ▪ Kapsel ▪ Granulat ▪ Puder	▪ Suspension ▪ Creme ▪ Paste ▪ Gel	▪ Lösung (z. B. Augentropfen) ▪ Sirup ▪ Injektionslösung ▪ Infusionslösung	▪ Pflaster ▪ Dosieraerosol ▪ Spray ▪ …

Tab. 4: Darreichungsformen für Arzneimittel

Die häufigsten Applikationsarten, die ihrerseits wiederum in enterale (über den Verdauungsweg aufgenommene) und parenterale (nicht über den Verdauungsweg aufgenommene) Gaben unterschieden werden, sind inkl. der hierfür gebräuchlichen Abkürzungen bei Verordnungen in → Tabelle 5 aufgeführt.

Bezeichnung	Abkürzung	Applikationsweg
oral/per os	p.o.	über den Mund
intravenös	i.v.	über eine Vene
subkutan/subcutan	s.c.	über das Unterhautfettgewebe

intramuskulär	i.m.	über die Muskulatur
intraossär	i.o.	über das Knochenmark
Intraarteriell	i.a.	über eine Arterie
inhalativ / per inhalationem	p.i.	über die Atemwege
sublingual	s.l.	im Mundraum unterhalb der Zunge
nasal		über die Nasenschleimhaut
intraartikulär		über das Gelenk
peridural		über den Periduralraum (rückenmarksnah)
rektal		über den Enddarm
transdermal		durch die Haut hindurch
vaginal		über die Schleimhaut der Scheide

Tab. 5: Häufige Applikationsarten für Arzneimittel

Aufgrund der Vielzahl verschiedener Wirkstoffe, Darreichungsformen, Bezeichnungen unter denen Medikamente vermarktet werden und der Gefahr einer Verwechslung aufgrund ähnlichen Aussehens oder Namensähnlichkeit kurz als **LASA** (**L**ook**A**like**S**ound**A**like)-Problematik bekannt, kommt der korrekten Verschreibung aber auch der korrekten Verabreichung von Medikamenten eine besondere Bedeutung zu. Etabliert hat sich hier die sog. **5R-Regel**:

- **R**ichtiger Patient
- **R**ichtiges Arzneimittel
- **R**ichtige Dosierung (oder Konzentration)
- **R**ichtige Applikation (auch Applikationsart)
- **R**ichtige Zeit (richtiger Zeitpunkt)

✱ Lesetipps | **Literatur und Websites**

Paracelsus (1538): **Die dritte Defension wegen des Schreibens der neuen Rezepte**. In: Septem Defensiones 1538. Im Internet unter: *http://www.zeno.org/Philosophie/M/Paracelsus/Septem+Defensiones/Die+dritte+Defension+wegen+des+Schreibens+der+neuen +Rezepte*

ABDA (2016): **Die Apotheke – Zahlen, Daten, Fakten 2016.** Im Internet unter: *https://www.abda.de/fileadmin/assets/Pressetermine/2016/TdA_2016/ABDA_ZDF_2016_Brosch.pdf*

Bundesgesundheitsministerium (2015): **Tipps für eine sichere Arzneimitteltherapie.** 2. Auflage. Im Internet unter: *https://www.bundesregierung.de/Content/Infomaterial/BMG/_2713.html*

2.2 Interventionell-operative Medizin

Neben pharmakologischen Therapiekonzepten prägen Operationen und andere interventionelle Verfahren die moderne Medizin. Eine **Operation**, abgekürzt auch OP genannt, ist ein durch OP-Instrumente unterstützter Eingriff im oder am Körper eines Menschen. Die Ausrichtung einer OP ist meist therapeutisch, im Rahmen einer Gewebeprobegewinnung (Biopsie) teilweise aber auch zu diagnostischen Zwecken indiziert. Die Personen, die eine OP durchführen, werden **Chirurgen** bzw. Operateure genannt. Während erste operative Eingriffe bereits in der Steinzeit durchgeführt und im Einzelfall überlebt wurden, sind erst durch die in → Kapitel 1.2.1 und → 1.2.3 beschriebenen Errungenschaften Operationen vergleichsweise risikoarm und erfolgreich durchführbar. Die WHO schätzt, dass im Jahr 2012 weltweit ca. 313 Millionen Operationen durchgeführt wurden, wobei der Großteil dieser Interventionen in Ländern mit hohem Wohlstand durchgeführt wurde. Die meisten Operationen werden im Fachgebiet der **Chirurgie** (cheirurgía (altgriech.) = Handwerk) durchgeführt, die sich wiederum in Spezialgebiete wie beispielsweise die Allgemeinchirurgie, Herzchirurgie oder die Unfallchirurgie aufteilt. Jedoch gibt es zahlreiche Fachgebiete, die sowohl konservative als auch operativ-chirurgische Therapien durchführen, wie beispielsweise die Gynäkologie und Geburtshilfe. Für die meisten Operationen ist eine **Anästhesie** erforderlich, entweder in Form einer Allgemeinanästhesie (Narkose) oder eine Regionalanästhesie durch einen Anästhesisten (Narkosearzt) oder mittels örtlicher Betäubung der OP-Stelle (Lokalanästhesie) durch den Operateur.

Operationen werden hinsichtlich ihrer medizinischen Dringlichkeit im Allgemeinen in drei Kategorien unterteilt. Während Notoperationen keinen Aufschub dulden, müssen dringliche OPs innerhalb von 24 Stunden erfolgen. Besteht jedoch in gewissen Grenzen eine Wahlfreiheit bezüglich des OP-Termins, wird von sogenannten **elektiven** (electivus (lat.) = die Wahl lassend) Eingriffen gesprochen.

Eine OP besteht klassischerweise aus drei Phasen:

In der **präoperativen Phase** erfolgen die Indikationsstellung sowie die Aufklärung des Patienten bezüglich des Ziels und Ablaufs der geplanten Operation sowie der möglichen Risiken und Nebenwirkungen. Der Aufklärung muss sich die Einwilligung des Patienten oder seines gesetzlichen Vertreters in die konkret durchzuführenden Maßnahmen anschließen. Neben der OP-Aufklärung hat für eine geplante Allgemein- oder Teilanästhesie ebenfalls eine Indikationsstellung, eine ärztliche Aufklärung und die Einwilligung des Patienten oder seines gesetzlichen Vertreters zu erfolgen. Dieses Prozedere kann je nach Eingriffsart sehr ausführlich und langwierig sein, in Akutsituationen bei Not-OPs aber auch drastisch abgekürzt werden, so dass bei Gefahr im Verzug ggf. auch die mutmaßliche Einwilligung des Patienten ohne Aufklärung und Einwilligung ausreichen kann. Die präoperative Phase endet mit der unmittelbaren Vorbereitung auf die Operation, in dessen Rahmen beispielsweise auch die Anästhesie eingeleitet wird.

In der **intraoperativen Phase** findet die eigentliche operative Prozedur statt. Hierzu erfolgt nach Abschluss der Vorbereitungen (Anästhesie, Lagerung des Patienten, Desinfektion) ein operativer Zugang zum gewünschten Operationsgebiet, auch **Situs** (situs (lat.) = Lage, Stellung) genannt. Dies kann beispielsweise durch vorhandene Körperöffnungen oder per Schnitt durch die Haut und ggf. darunterliegende Strukturen, wie Muskulatur, geschehen. Diesem schließt sich die eigentliche Intervention an. Nach deren Abschluss wird der OP-Zugang beispielsweise durch Zusammennähen oder Klammern der durchtrennten Strukturen wieder verschlossen und ggf. durch Verbände zum Schutz vor Infektionen abgedeckt. Je nach Komplexität des Eingriffs können der Zugang zum OP-Gebiet und der Verschluss der dadurch entstandenen OP-Wunde teilweise sogar länger dauern als die eigentliche Intervention.

Die **postoperative Phase** besteht aus der Ausleitung der Anästhesie, der Aufhebung einer OP-Lagerung, dem Umlagern in das Patientenbett und der je nach Eingriff unterschiedlich lange andauernden postoperativen Überwachung der Patienten. Für die gemeinsame Betrachtung aller drei genannten Phasen wird der Begriff **perioperative Phase** verwendet.

Im Zuge der postoperativen Behandlung kann es nicht nur durch die Intervention im OP-Gebiet, sondern vor allem durch den Zugang dorthin zu Komplikationen und vor allem zu Schmerzen für den Patienten kommen. So ist die operative Entfernung der Gallenblase beim offen-chirurgischen Verfahren mutmaßlich weniger schmerzhaft als die Operationswunde, die dem Patienten dafür zugefügt werden muss. Aus diesem Grund konnten für zahlreiche OP-Indikationen sogenannte minimal-invasive Zugangsarten etabliert werden. Das bekannteste Verfahren hierfür ist die sogenannte **Laparoskopie** (Bauchspiegelung), bei der Eingriffe im Bauchraum mittels Instrumenten durchgeführt werden, die nach kleinen Hautschnitten durch die Zugänge offen haltende Instrumente (Trokare) in den Körper eingeführt werden und dort anstelle der Hände des Operateurs am Situs entsprechende Bewegungen ausführen. Dies geschieht unter Sicht, da durch einen **Trokar** eine Kamera eingeführt wird, durch die der Operateur die Bewegungen im OP-Gebiet unter Sicht durchführen kann. Hierzu wird der Bauchraum zuvor mit Kohlenstoffdioxid (CO_2) gefüllt, um eine entsprechende Übersicht zu ermöglichen. Bei minimalinvasiven Operationen an Gelenken (Kniespiegelung) erfolgt dies in der Regel mittels steriler Kochsalzlösung. Dieses Verfahren hat aufgrund der in randomisierten kontrollierten Studien nachgewiesenen Überlegenheit im Hinblick auf postoperative Schmerzen oder Zeit bis zur vollständigen Genesung (**Rekonvaleszenz**) bisherige offen-chirurgische Verfahren als Standardverfahren etabliert. Jedoch sind der Laparoskopie insbesondere bei intraoperativen Komplikationen durch eingeschränkte Bewegungsmöglichkeiten Grenzen gesetzt, sodass die Beherrschung der offenen-chirurgischen Verfahren weiterhin notwendig bleibt.

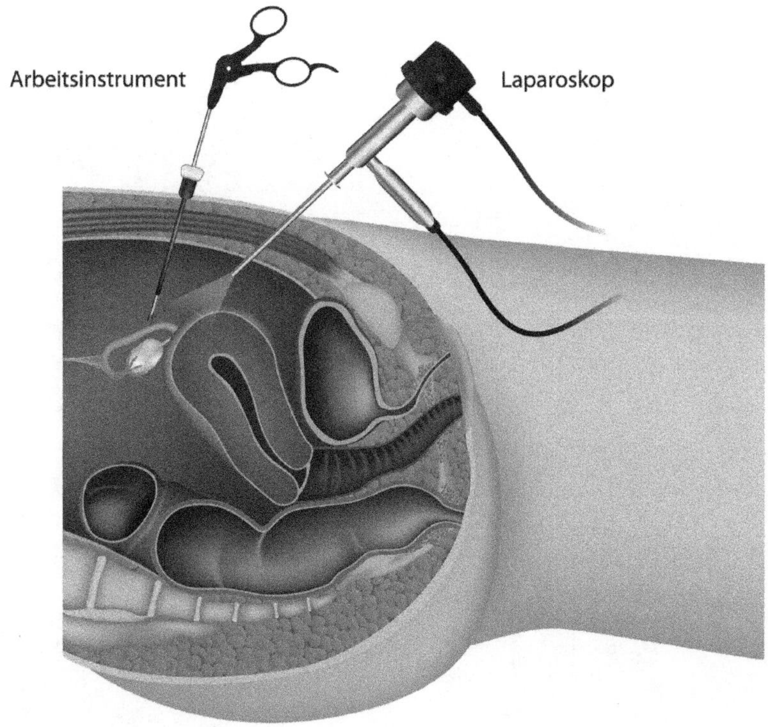

Abb. 2: Minimalinvasive Operation am Beispiel der Laparoskopie

Nicht-operative Fachgebiete wie die Innere Medizin oder die Radiologie führen durch die Möglichkeit der interventionellen Verfahren mittels einer Gefäßpunktion und einem Zugang mittels Katheter beispielsweise zu Herzkranz- oder Hirngefäßen zunehmend ebenfalls invasive Prozeduren durch. Diese werden in Abgrenzung zu OPs aber als interventionelle Verfahren beschrieben, unterliegen aber auch den entsprechenden Aufklärungs- und Einwilligungspflichten und bestehen ebenfalls aus den Phasen der Vorbereitung, Durchführung und Nachbeobachtung des Patienten. Vorteil solcher interventioneller Verfahren kann die geringere Invasivität der Maßnahme sein. So kann es durch die Gefäßpunktion zwar auch zu relevanten Risiken kommen, eine kathetergestützte Wiedereröffnung eines verschlossenen Blutgefäßes beispielsweise ist aber weniger invasiv als der hierfür notwendige offen-chirurgische Zugang.

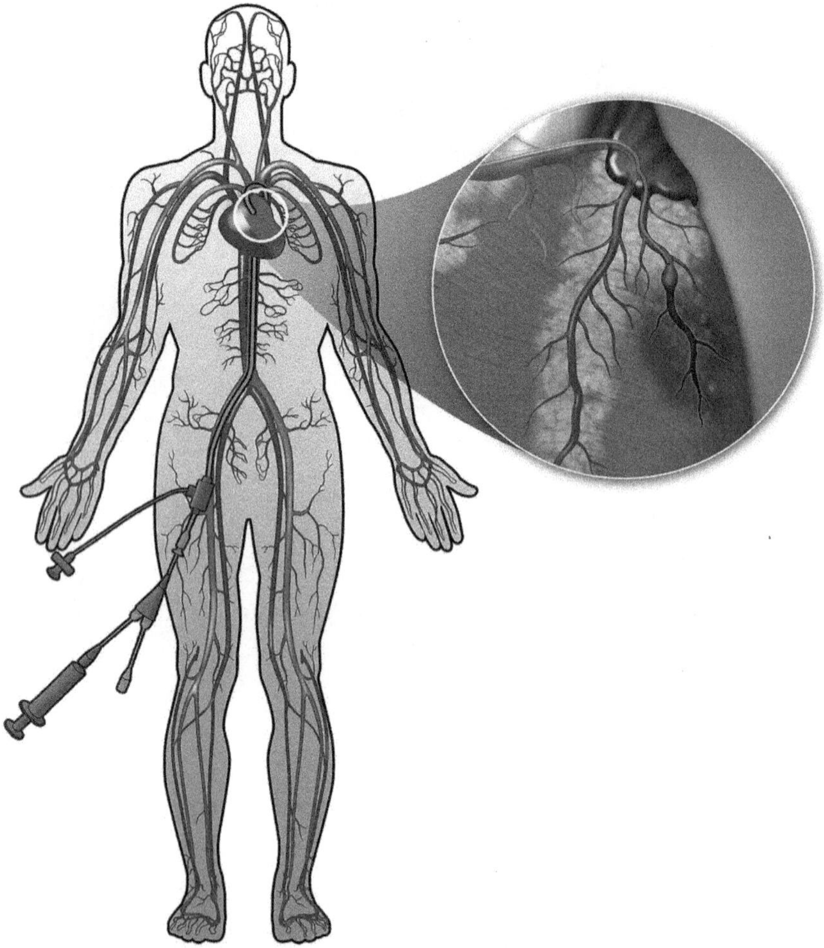

Abb. 3: Schematische Darstellung der kathetergestützten Wiedereröffnung eines verschlossenen Herzkranzgefäßes

Eine weitere potenzielle Innovation könnte die Einführung sogenannter roboterassistierter OP-Instrumente sein. Hierbei führt zwar der Operateur weiterhin die OP durch, wird aber in seinen Bewegungen von einem sogenannten **OP-Roboter** unterstützt. Aufgrund des damit verbundenen erhöhten Aufwandes muss im Einzelfall jedoch nach den in → Kapitel 2.3.

beschriebenen Kriterien der Evidenzbasierten Medizin sorgfältig abgewogen werden, ob diese Technik tatsächlich einen konkreten Zusatznutzen hinsichtlich patientenrelevanter Endpunkte erbringen kann oder nicht.

*** Lesetipps | Literatur und Websites**

WHO. **Themenseite Safe Surgery.** Im Internet unter:
http://www.who.int/patientsafety/safesurgery/en/

2.3 Evidence-based Medicine (EbM)

2.3.1 Entstehung und Begriffsdefinition

Der Begriff Evidence-based Medicine (EbM) wurde von der wissenschaftlichen Arbeitsgruppe *David Sacketts* im Department of Clinical Epidemiology and Biostatistics an der **McMasters Universität** in Hamilton, Kanada Anfang der 1990er Jahre geprägt. Die Evidence-based Medicine beschreibt einen formalen Ansatz, aber auch eine Haltung, medizinisches Handeln aus drei Komponenten zu betreiben, die **David Sackett**, der Mitbegründer dieser Methodik, im Jahr 2000 nochmals folgendermaßen zusammenfasste:

*** Wissen**

Evidence-based Medicine verbindet die bestverfügbaren Forschungsergebnisse mit der eigenen klinischen Expertise und den Vorstellungen des Patienten.

In den deutschsprachigen Raum hielt die Evidence-based Medicine erstmals 1995 Einzug, wobei die Übersetzung des Begriffs in Evidenzbasierte Medizin unglücklich erscheint. Während der englische Begriff „evidence" mit „Beleg/Beweis" übersetzt werden kann, steht der deutsche Begriff für „Offensichtlichkeit", also etwas, dass überhaupt keines Beweises bedarf. Trotz dieser Unschärfe bezüglich der Wortherkunft handelt es sich bei der Evidenzbasierten Medizin um den im Zitat von *Sackett* genannten Ansatz.

Der Ansatz, die bestverfügbaren Forschungsergebnisse mit dem eigenen klinischen Wissen zu verbinden und dabei die Vorstellungen des Patienten zu berücksichtigen, erscheint zunächst als etwas Selbstverständliches und daher wenig innovativ. Nach kritischem Hinterfragen der Behandlungsverfahren zur Zeit der Implementierung der EbM, muss jedoch festgehalten werden, dass nur ein gewisser Anteil der praktizierten Verfahren jemals in einer systematischen, vergleichenden wissenschaftlichen Untersuchung auf seine Wirksamkeit hin überprüft wurde.

2.3.2 Medizin zwischen Kunst und Wissenschaft

Die Gründe für das Fehlen zahlreicher Nutzennachweise in der Medizin liegen im Fach selbst und in seiner geschichtlichen Entwicklung begründet. Obgleich für jede medizinische Therapie auf den ersten Blick ein wissenschaftlich fundierter **Wirksamkeitsnachweis** einzufordern ist, stößt diese Forderung schnell an zwei wesentliche Grenzen:

Zum einen gibt es medizinische Verfahren, für deren offensichtliche Wirkung bislang keine theoriebasierte Erklärung vorliegt.

✱ Beispiel | **Wirkung ohne wissenschaftliche Erklärung**

Die genaue Wirkungsweise im menschlichen Körper von Paracetamol und Metamizol, zwei der am häufigsten eingesetzten Schmerzmittel, ist bis heute nicht vollständig geklärt. Seit vielen Jahrhunderten werden Muskelschmerzen durch Anwendung von Wärme kuriert. Eine genaue wissenschaftliche Erklärung, warum Wärme bei Muskelschmerzen hilft, existiert bis heute jedoch nicht.

Zum anderen gibt es wirksame Behandlungen bei kritischen Erkrankungen, die einen kontrollierten Vergleich gegen ein mutmaßlich weniger effektives Verfahren oder gar das Unterlassen einer Therapie aus ethischen Gründen ausschließen.

✱ Beispiel | **Menschenverstand statt Kontrollgruppe**

So gab es beispielsweise niemals eine Studie, die den Nachweis erbrachte, dass Fallschirme bei Stürzen aus großer Höhe Menschen vor Schaden bewahren, indem eine Gruppe von Menschen mit und eine Gruppe von Menschen ohne Fallschirme aus einem Flugzeug sprangen und das Ergebnis wissenschaftlich evaluiert wurde.

Trotzdem würde jeder vernünftig denkende Mensch einen Fallschirm wählen, wenn ein Sprung aus einem Flugzeug aus großer Höhe notwendig wäre.

2.3.3 Die 5 Schritte der EbM nach Sackett

Die EbM ist eine patientenorientierte, **problembasierte Methodik** und gliedert sich nach *Sackett* in fünf Schritte:

[1] Stellen einer beantwortbaren Frage
[2] Suche nach bestverfügbaren Forschungsergebnissen
[3] Beurteilung der gefundenen Forschungsergebnisse
[4] Anwendung am Patienten
[5] Evaluation der eigenen Leistung

Im ersten Schritt wird eine Frage formuliert, die zum einen auf wissenschaftliche Art beantwortbar ist und ein konkretes Problem in der Patientenversorgung beschreibt, für das das eigene klinische Wissen des Behandelnden nicht ausreicht. Hierfür haben sich strukturierte Vorgehensweisen wie die Formulierung der in → Tabelle 6 dargestellten **PICO-Frage** für therapeutische Interventionen bewährt.

Element	Funktion	Beispiel
Patient	beschreibt den Patienten bzw. das Gesundheitsproblem	Ist für einen 22-jährigen Studierenden, der auf seiner Abschlussfeier übermäßigen Alkoholkonsum plant,
Intervention	beschreibt die zu überprüfende (neue) Behandlungsmethode	die Einnahme von Artischocken-Extrakt in Form von Kapseln

Control	beschreibt die Vorgehensweise, gegen das die Intervention getestet werden soll	im Vergleich zu keiner therapeutischen Intervention
Outcome	beschreibt das gewünschte Ergebnis, auf das hin untersucht werden soll	geeignet, Symptome eines alkoholbedingten Katers am nächsten Morgen zu verhindern?

Tab. 6: Die PICO-Frage mit Praxisbeispiel

Die auf diese Weise gestellte Frage ist gleichzeitig Ausgangspunkt für die Suche nach wissenschaftlicher Literatur zur Fragestellung, da gewisse Suchworte (Artischocken-Extrakt, alkoholbedingter Kater) daraus abgeleitet werden können. So liefert die Suchoberfläche **PubMed** der National Library of Medicine der USA auf die übersetzten Suchbegriffe: „artichoke extract" und „alcohol-induced hangover" tatsächlich eine randomisiert, kontrollierte Studie, die sich dieser Fragestellung widmet (Pittler MH et al. CMAJ. 2003;169:1269–73).

✱ Webtipp | **medizinische Datenbanken**

Eine **Liste medizinischer Datenbanken** zur Suche nach medizinischen Forschungsergebnissen finden Sie online unter Zusatzmaterial direkt beim Buch: *www.utb-shop.de*

2.3.4 Grundlagen medizinischer Studien

2.3.4.1 Geschichtliche Entwicklung

Die Heilkunst wurde bereits lange vor Etablierung der Natur- und Geisteswissenschaften angewandt, nicht selten verknüpft mit spirituellen, kultischen oder religiösen Handlungen. So entzog sich das über Jahrhunderte tradierte Wissen zunächst einer naturwissenschaftlichen Überprüfung. Im Laufe der Geschichte wurden Entdeckungen auf der Basis systematischer Untersuchungen oder Vergleiche jedoch bereits lange vor der Einführung der EbM gemacht. Neben den bereits erwähnten Statistiken von *Ignaz Semmelweis* zur Sterblichkeit der Wöchnerinnen durch einen Vergleich der ärztlichen Entbindungsklinik mit dem Geburtshaus der Hebammen markiert in der Entwicklung der nachweisorientierten Medizin die erste kontrollierte Vergleichsstudie von **James Lind** im Jahr 1747 einen Wendepunkt.

✱ Wissen | Prinzip der vergleichenden Untersuchung

James Lind war als Schiffsarzt an Bord der HMS Salisbury stationiert, die im Ärmelkanal zum Schutz von Handelsschiffen patrouillierte. Seine Soldaten erkrankten regelmäßig an der Krankheit **Skorbut**, die sich durch allgemeine Schwäche, Anfälligkeit gegenüber Krankheiten, Zahnfleischbluten bis hin zu hohem Fieber äußert.

Heute wissen wir, dass ein Mangel an Vitamin C ursächlich für diese Erkrankung ist. Zur Identifikation der bestmöglichen Behandlung teilte James Lind die 12 Patienten auf seiner Krankenstation in sechs Gruppen auf. Jeweils zwei Patienten bekamen so eine der sechs verfügbaren Therapien. In fünf Gruppen trat keine Besserung oder sogar eine Verschlechterung der Beschwerden ein. Die beiden Soldaten in der Gruppe, die **Zitrusfrüchte** erhielten, erholten sich rasch von der Erkrankung und gaben somit den Hinweis auf eine erfolgreiche Behandlung der Erkrankung, lange bevor Vitamin C als solches entdeckt wurde. Das hier zugrundliegende Prinzip der vergleichenden Untersuchung wird auch heute noch zur Beurteilung therapeutischer Verfahren angewandt, auch wenn die Methoden natürlich weiterentwickelt wurden.

Zum weiteren Verständnis der systematischen Bewertung diagnostischer oder therapeutischer Interventionen ist an dieser Stelle ein kurzer Exkurs in die **klinische Epidemiologie** zur Beschreibung der wichtigsten Prinzipien wissenschaftlicher Evaluation medizinischer Interventionen notwendig. Dies geschieht am konkreten Beispiel, wird jedoch, sofern sinnvoll, um den jeweiligen epidemiologischen Fachbegriff in Klammern hinter dem jeweiligen Beispiel ergänzt.

2.3.4.2 Hypothesenbildung und -überprüfung

Die Wissenschaft von heute ist der Irrtum von morgen.
Jakob von Üexkull, deutsch-schwedischer Biologie, 1864–1944

Ein wesentliches Merkmal aller Wissenschaften ist es, **Hypothesen** aufzustellen und diese im Anschluss daran zu überprüfen. Anders als auf den ersten Blick vermutet, ist der grundsätzliche Ansatz nicht, eine Hypothese zu beweisen, sondern durch **Falsifikation** auszuschließen. Dies erlaubt durch Nachweis eines Gegenbeispiels den Umkehrschluss, während der Beweis der Hypothese ungleich schwerer ist.

> ✱ Beispiel | **schwarze Schwäne und Hypothesen**
>
> Die Frage, ob alle auf der Welt lebenden Schwäne weiß sind, ist selbst bei Sichtung von 100.000 Schwänen nicht sicher beantwortbar. Erst wenn alle auf der Welt lebenden Schwäne untersucht worden sind (also eine Vollerhebung durchgeführt wurde), kann dies mit Sicherheit behauptet werden. Dies erscheint in der Praxis zum einen ineffizient, zum anderen in vielen Fällen nicht möglich. Wird hingegen vermutet, dass nicht alle Schwäne weiß sind, und es findet sich nur ein einziger, nicht weißer Schwan, so kann die Frage eindeutig beantwortet werden.

Somit werden gemäß der von *Sir Karl R. Popper* aufgestellten Wissenschaftstheorie des **Kritischen Empirismus** Hypothesen primär zur Falsifikation (Widerlegung) aufgestellt. Hierbei ist zur Falsifikation die Hypothese grundsätzlich vor ihrer Überprüfung aufzustellen. Eine nachträgliche Änderung der Hypothese, z. B. weil die ursprüngliche Hypothese nicht falsifizierbar war, ist nicht zulässig.

2.3.4.3 Zeitliche Betrachtung der Hypothesenerstellung

Die Art und Weise, wie wissenschaftliche Untersuchungen durchgeführt werden, legt somit fest, ob eine Untersuchung in der Lage ist, eine Hypothese zu widerlegen. Wird die Gewinnung der Untersuchungsdaten durchgeführt, nachdem eine klare Hypothese formuliert worden ist, so wird diese Untersuchung als **prospektiv** bezeichnet und ist grundsätzlich zur Hypothesenüberprüfung geeignet. Wird hingegen erst eine Datensammlung durchgeführt und im Nachgang eine Hypothese formuliert, wird von einer **retrospektiven** Untersuchung gesprochen. Retrospektive Untersuchungen sind zwar nicht in der Lage, Hypothesen zu falsifizieren, können aber neue Hypothesen generieren, die im Nachgang durch prospektive Untersuchungen falsifiziert werden können. Somit tragen sowohl retrospektive als auch prospektive Untersuchungen zum Erkenntnisgewinn bei, wenngleich auf verschiedenen Ebenen.

2.3.4.4 Ansatzpunkte klinischer Studien

Bei der Untersuchung medizinischer Sachverhalte bestehen grundsätzlich zwei Möglichkeiten: Zum einen kann durch einen gezielten Eingriff in Versorgungsabläufe eine Intervention evaluiert werden, zum anderen können Erkenntnisse durch systematische Beobachtung ohne Eingriff in das eigentliche Geschehen gewonnen werden. Daher wird in der Epidemiologie zwischen sogenannten Interventionsstudien und **Beobachtungsstudien** unterschieden. Ebenso wie prospektive und retrospektive Ansätze haben beide Studienformen in der Beurteilung medizinischer Interventionen ihre absolute Berechtigung. Während der direkte therapeutische Vergleich zweier medizinischer Interventionen nur durch eine **Interventionsstudie** erfolgen kann, kann beispielsweise der Erfolg einer Therapie unter Alltagsbedingungen nur durch Beobachtung evaluiert werden, nicht aber durch Intervention, da auf diese Weise Alltagsbedingungen verfälscht und somit die Aussagekraft der Alltagstauglichkeit gemindert werden würde.

Beide Studientypenformen unterliegen strengen gesetzlichen Anforderungen, die jedoch bei Interventionsstudien nochmals deutlich höher sind als bei Studien, die unter der Therapiefreiheit der Behandelnden erfolgen.

2.3.4.5 Studienarten

Im Folgenden sollen fünf wesentliche Studienarten anhand einer kurzen einführenden Beschreibung dargestellt werden:

- Fallbericht
- Fallserie
- Fall-Kontroll-Studie
- Kohortenstudie
- Randomisierte kontrollierte Studie

Die darstellten Studientypen haben unterschiedliche Aussagekraft aufgrund der jeweiligen Systematik und sind in aufsteigender Reihenfolge bei gleichbleibend sorgfältiger Planung und Durchführung immer robuster gegen zufällige oder systematische Verzerrungen, die auch als **Bias** bezeichnet werden.

Fallbericht

Der Fallbericht stellt einen ausführlichen Bericht über Symptome, Anamnese, Diagnose, Therapie und ggf. Nachbeobachtung eines einzelnen Patienten dar. Häufig beschreibt ein Fallbericht eine seltene oder gar bisher unbekannte Krankheit, eine unerwartete Konstellation von Symptomen oder unerwartete Effekte (z. B. Nebenwirkungen) aufgrund einer Therapie. Es handelt sich somit um eine **anekdotische Betrachtung** ohne wissenschaftliche Methodik der Studienplanung.

Der wesentliche Vorteil eines Fallberichtes liegt in der Möglichkeit der schnellen Verbreitung wichtiger medizinischer Information ohne großen Aufwand, da außer der Einwilligung eines Patienten zur Darstellung seines Falls keine umfangreiche Planung und Genehmigung einer Studie zu erfolgen hat. Gleichzeitig ist eine solche Beschreibung eines einzelnen Falls nicht automatisch repräsentativ und unterliegt unter allen dargestellten Untersuchungsformen dem höchsten Risiko für einen Bias und einer daraus resultierenden Fehlinterpretation.

Fallserie

Die Fallserie ist die Beschreibung einer Reihe von Behandlungsfällen von Patienten mit gleicher Erkrankung oder gleichen Risikofaktoren. Die Fallserie kann **konsekutiv** erfolgen, sodass alle über einen bestimmten Zeitraum behandelten Patienten mit bestimmten Kriterien in die Beschreibung aufgenommen werden, oder sie kann als Auswahl bestimmter Behandlungsfälle, also nicht konsekutiv erfolgen. Vorteile der Fallserie sind ihre Durchführbarkeit auch bei sehr geringer Anzahl von Erkrankungen und damit niedriger Patientenzahl und die schnelle bzw. mit geringem Aufwand verbundene Durchführbarkeit. Im Gegensatz zum Fallbericht ist die Fallserie weniger anfällig gegenüber Fehlinterpretationen, da mit gleicher wiederholter Beobachtung (Reproduzierbarkeit der Ergebnisse) die Wahrscheinlichkeit sinkt, dass die Beobachtung auf einem Zufall beruht. Durch die meist geringe Fallzahl und Beobachtungsdauer ist diese Studienform gegenüber den folgenden Untersuchungsformen trotzdem sehr anfällig für

Fehlinterpretationen, insbesondere bezüglich der Ursache-Wirkungs-Beziehungen.

Fall-Kontroll-Studie

Eine Möglichkeit der Reduktion des Risikos für einige Bias-Formen ist die Fall-Kontroll-Studie. Hierbei wird zu einem Patienten aus der Fall-Gruppe, der ein bestimmtes positives oder negatives Behandlungsergebnis (**Outcome**) erreicht hat, ein anderer Patient in die Kontroll-Gruppe aufgenommen, der dieses Ergebnis nicht erreicht hat. Beide Patienten werden nun hinsichtlich einer bestimmten Voraussetzung (**Exposition**), z. B. dem Vorliegen eines Risikofaktors, untersucht. Im Anschluss daran wird untersucht, ob die Exposition in einem Zusammenhang mit dem in der Fallgruppe erreichten und der Kontrollgruppe nicht erreichten Ergebnis stehen kann. Die Planung der Studie und die Interpretation der Ergebnisse stellen jedoch sehr hohe Anforderungen an die Untersuchenden und sind ebenfalls mit zahlreichen Fallstricken versehen. Aufgrund verschiedener Konstellationen oder aus ethischen Gründen nicht anders durchführbarer Studien ist die Fall-Kontroll-Studie jedoch nicht verzichtbar.

> ✱ Beispiel | **vermeiden Helme Schädel-Hirn-Verletzungen?**
>
> Um zu untersuchen, ob Fahrradhelme bei Unfällen vor schweren Schädel-Hirn-Verletzungen schützen, ist es nicht möglich, Radfahrern vorzuschreiben, ab sofort keinen Helm mehr zu tragen, obwohl sie dies bevorzugen. Ebenso ist es aus ethischen Gründen nicht möglich, Fahrradfahrer mit und ohne Helm gezielt Unfällen mit dem Risiko einer Schädel-Hirn-Verletzung auszusetzen. Es kann bei Fahrradfahrern, die einen Unfall erleiden, aber ermittelt werden, ob Sie eine schwere Schädel-Hirn-Verletzung erlitten haben, oder im Nachgang mutmaßlich ermittelt werden, ob sie zum Zeitpunkt des Unfalls einen Helm getragen haben. Wenn Fahrradfahrer, die einen Helm getragen haben, bei vergleichbar schweren Unfällen weniger Schädel-Hirn-Verletzungen erleiden, kann dies ein Hinweis auf die mögliche Schutzwirkung eines Fahrradhelms sein.

Ob das Tragen des Helms die wahre Ursache für geringere Anzahl an Schädel-Hirn-Verletzungen ist, oder Fahrradfahrer, die einen Helm tragen, aufgrund eines höheren Sicherheitsbewusstseins weniger riskantes Verhalten im Straßenverkehr zeigen, ist jedoch insbesondere im Nachgang, wenn überhaupt, nur schwer zu ermitteln.

Kohortenstudie

Der Begriff der Kohorte leitet sich aus dem römischen Militärwesen ab und bezeichnete zur Zeit des Römischen Reiches eine ca. 400 Personen umfassende Untereinheit einer Legion.

Im heutigen Kontext bezeichnet eine Kohorte eine bestimmte Gruppe von Patienten (**Merkmalsträgern**). Diese Gruppe wird nun in zwei Gruppen unterteilt: eine Gruppe, die eine gewisse Voraussetzung erfüllt, z. B. das Vorhandensein eines Risikofaktors (**Exposition**), und eine Gruppe, die diese Voraussetzung nicht erfüllt. Im Rahmen der Studie wird nun beobachtet, ob ein bestimmtes Outcome erreicht wird oder nicht. Sofern in der Gruppe mit Exposition das Ergebnis häufiger oder seltener erreicht wird, kann ein je nach untersuchtem Outcome schädigender oder schützender Einfluss des Faktors vorliegen.

✱ Beispiel | **Gruppen bilden und untersuchen**

Es wird eine Gruppe von Patienten untersucht, die das Risiko trägt, an der Krankheit X zu erkranken. Einige der Patienten tragen ein bestimmtes Gen in ihrem Erbgut (Exposition), andere Patienten nicht. Werden die Patienten nun in zwei Gruppen eingeteilt – eine Gruppe mit und eine ohne das zu untersuchende Gen – und tritt die zu untersuchende Krankheit in beiden Gruppen unterschiedlich häufig auf, so kann ein schützender oder schädigender Einfluss dieses Gens auf die Erkrankung vermutet werden.

Eine andere Form der Untersuchung am Menschen ist unethisch oder in Fällen wie diesem Beispiel unmöglich, da den Menschen bestimmte Risikofaktoren nicht zugewiesen werden können.

Neben der Möglichkeit, im Rahmen einer Kohortenstudie gleichzeitig die Neuerkrankungsrate (**Inzidenz**) zu bestimmen, hat diese Studienform ein deutlich geringeres Bias-Risiko als die bisher beschriebenen Studienformen. Je nach Fragestellung kann die Zahl notwendigerweise zu untersuchender Patienten die Größe von 400 Patienten deutlich übersteigen, bis hin zu Kohortengrößen von mehreren hunderttausend Patienten, was ggf. einen enormen zeitlichen, personellen und finanziellen Aufwand bedeuten kann.

Die Kohortenstudie ist ebenfalls die bestmögliche Studienform zur Überprüfung der Genauigkeit diagnostischer Tests, die in → Kapitel 2.3.5 anhand einer Kohortenstudie dargestellt wird.

Randomisierte kontrollierte Studie

Die randomisierte kontrollierte Studie beinhaltet zwei wesentliche Kriterien zur größtmöglichen Reduktion systematischer Fehler (Bias) oder unbekannter Störgrößen (**Confounder**). Eine vorab definierte Patientengruppe wird zur vergleichenden Untersuchung in mindestens zwei unterschiedliche Gruppen eingeteilt. Dies erfolgt nicht willkürlich durch die Behandelnden, sondern durch zufällige Zuteilung zu den Behandlungsgruppen (**Randomisation**), die idealerweise so abläuft, dass die Behandelnden nicht wissen, in welche Gruppe der nächste wann auch immer in die Studie einzuschließende Patient zugeteilt wird (Verdeckte Randomisation bzw. concealment of allocation). Die Zuteilung kann zusätzlich durch Eingabe bestimmter Parameter (z. B. Alter, Geschlecht, Begleiterkrankungen etc.) durch ein Computerprogramm bewusst auf Gleichverteilung in beiden Gruppen ausgerichtet werden (**Stratifikation**). Sofern die Zahl der in die Studie eingeschlossenen Patienten groß genug ist, sind die Patienten mit hoher Wahrscheinlichkeit hinsichtlich aller relevanten Faktoren, auch unbekannter Störgrößen (Confounder), in beide Gruppen gleichverteilt. Somit haben beide Gruppen, obgleich sich jeweils Patienten unterschiedlichen Geschlechts, Alters oder Krankheitsstadiums darin befinden, durch diese Gleichverteilung gleiche Startbedingungen. Die Gruppen werden nach erfolgter Randomisation nun unterschiedlich behandelt. Erreicht eine Gruppe wesentlich häufiger das zu untersuchende Ergebnis, so ist dies mutmaßlich auf die unterschiedliche Behandlung zurückzuführen und nicht auf eine unterschiedliche Zusammensetzung der Behandlungsgruppen. Somit stellt die randomisierte kontrollierte Studie die beste Form der vergleichenden Untersuchung unterschiedlicher Behandlungsansätze dar und sollte, sofern aufgrund der Rahmenbedingungen anwendbar, zur Beurteilung der Wirksamkeit von Behandlungen zur Anwendung kommen. Die Beurteilung der Aussagekraft therapeutischer Studien am Beispiel der randomisierten kontrollierten Studie wird in → Kapitel 2.3.6 beschrieben.

2.3.4.6 Validität medizinischer Studien

Zusätzlich zu den bisher genannten Aspekten, die zur ordnungsgemäßen Durchführung einer aussagekräftigen Studie notwendig sind, müssen je nach Fragestellung und Studienart eine Vielzahl weiterer Parameter berücksichtigt werden, damit die Validität, also die Gültigkeit bzw. **Verlässlichkeit der Ergebnisse** gewährleistet ist. So können technische Aspekte der Studienplanung das Risiko systematischer Fehler (Bias) oder den Einfluss unbekannter Störgrößen (Confounder) minimieren und so eine verlässliche Aussage im Rahmen der Studie ermöglichen. Dies wird auch als interne Validität bezeichnet. Weiterhin soll die Studie dazu dienen, von Beobachtungen innerhalb der Studie auf allgemeingültige Zusammenhänge zu schließen. Hierzu muss eine Studie nicht nur technisch einwandfrei geplant sein, sondern auch unter realitätsnahen Rahmenbedingungen stattfinden, also beispielsweise mit repräsentativen Patientengruppen, im Alltag reproduzierbaren Arbeitsabläufen und in der Praxis anwendbaren, also beispielsweise nicht veralteten, Methoden. Wird dies erfüllt, so ist auch die **externe Validität** gewährleistet. Während die Überprüfung der **internen Validität** häufig eher einen formalen Akt darstellt, benötigt die Beurteilung der externen Validität detaillierte Fachkenntnisse der jeweiligen medizinischen Fachrichtung. Somit ist und bleibt die Beurteilung der Wirksamkeit einer medizinischen Intervention letztlich Sache der behandelnden Fachexperten. Statistisch bzw. epidemiologisch kompetentes nicht-medizinisches Personal kann den Bewertungsprozess an vielen Stellen unterstützen, aber niemals ohne medizinische Fachkompetenz komplett übernehmen.

Bei der Darstellung der Bewertung diagnostischer und therapeutischer Studien in den → Kapiteln 2.3.5 und → 2.3.6 wird aus Gründen der Übersicht die Prüfung auf externe Validität im jeweiligen Unterkapitel Anwendbarkeit aufgeführt, obgleich einzelne Kriterien externer Validität simultan zur internen Validität geprüft werden können.

✱ Lesetipp | **Literatur und Website**

Buchberger, Barbara et al. (2014): **Bewertung des Risikos für Bias in kontrollierten Studien**. Bundesgesundheitsblatt 57: 1432–8. Im Internet unter: *https://link.springer.com/content/pdf/10.1007%2Fs00103-014-2065-6.pdf*

Evans, Imogen et al. (2013): **Wo ist der Beweis?** Plädoyer für eine Evidenzbasierte Medizin. Bern. Im Internet unter: *http://de.testingtreatments.org/*

Hammer, Gaël et al. (2009): **Vermeidung verzerrter Ergebnisse in Beobachtungsstudien**. Deutsches Ärzteblatt 106(41): 664–8. Im Internet unter: *https://www.aerzteblatt.de/pdf.asp?id=66222*

2.3.5 Bewertung diagnostischer Studien

Die Bewertung diagnostischer Studien erfolgt grundsätzlich in drei Schritten:

- Überprüfung der (internen) Validität der Studie
- Überprüfung der Relevanz des Verfahrens
- Überprüfung der Anwendbarkeit der Studienergebnisse (externe Validität)

Zur Überprüfung medizinischer Studien wurden auf verschiedene Fragestellungen ausgerichtete Bewertungsinstrumente entwickelt, die anhand konkreter Fragestellungen die Anwendung und Einhaltung wichtiger methodischer Grundsätze bei der Planung, Durchführung und Auswertung medizinischer Studien überprüfen. Für diagnostische Studien steht beispielsweise die **STARD-Checkliste** oder eine Bewertungscheckliste des Centers of Evicence Based Medicine (**CEBM**) der Universität Oxford zur Verfügung. Elemente der CEBM-Checkliste sollen im Folgenden dargestellt werden.

2.3.5.1 Interne Validität diagnostischer Studien

■ Frage 1:
Wurde das zu überprüfende Verfahren gegen den Goldstandard getestet?

Um ein neues diagnostisches Testverfahren zu überprüfen, ist eine verlässliche Antwort darüber notwendig, ob das Testergebnis tatsächlich korrekt ist. Hierzu ist der Vergleich des neuen Testverfahrens mit dem derzeit bestverfügbaren Testverfahren (**Goldstandard**) notwendig. Sofern mehrere Testverfahren zur Identifikation einer Erkrankung existieren, sollte gegen das aussagekräftigste Verfahren getestet werden.

■ Frage 2:
Wurden alle Teilnehmenden mit beiden Verfahren getestet?

Die Überprüfung des neuen Testverfahrens mittels Goldstandard muss unabhängig vom Ergebnis des neuen Testverfahrens durchgeführt werden. Würden beispielsweise Personen, deren Testergebnis im neuen Verfahren auf eine Krankheit hindeutet, gleichbehandelt und nicht mit dem **Goldstandard** untersucht, könnte nicht überprüft werden, ob die diagnostizierte Krankheit tatsächlich vorlag.

■ Frage 3:
War das Ergebnis des ersten Tests vor Durchführung des zweiten Tests bekannt?

Die Interpretation von Testergebnissen ist häufig subjektiv. Während ein Laborgerät unabhängig von vorherigen Testergebnissen Messwerte ausgibt, ist die Beurteilung eines Röntgenbildes oder eine klinische Untersuchung immer von der diagnostizierenden Person abhängig. Ist das Ergebnis des ersten durchgeführten Tests bekannt, so kann dies bewusst und/oder unbewusst Einfluss auf die Beurteilung des zweiten Tests nehmen. So wird die untersuchende Person bei einem negativen Testergebnis im ersten Test möglicherweise im zweiten Test weniger aufmerksam nach pathologischen Ergebnissen suchen, als wenn im ersten Testverfahren bereits ein eindeutig pathologischer Befund aufgetreten wäre.

■ Frage 4:
Haben sich die Tests wechselseitig beeinflusst?

In einigen Fällen können sich die durchgeführten Testverfahren sogar gegenseitig beeinflussen. So gibt es zwei Testverfahren, die zur Beurteilung des Vorhandenseins von Prostatakrebs eingesetzt werden. Die Bestimmung eines Laborwertes im Blut, das sogenannte Prostata Spezifische Antigen (**PSA**) und die Abtastung der Prostata mittels eines Fingers (*digitus* (lat.) = Finger) durch den Enddarm (Rektum). Diese sogenannte digitale rektale Untersuchung führt aber durch Massage der Prostata dazu, dass PSA in hoher Konzentration ins Blut ausgeschieden wird und verfälscht daher für einige Tage den aus dem Blut bestimmbaren PSA-Wert. Daher ist die Reihenfolge bei der Diagnostik entscheidend: Erst muss die Blutabnahme zur Bestimmung des PSA-Wert erfolgen, dann die digitale rektale Untersuchung. Ob eine solche wechselseitige Beeinflussung vorliegt, ist durch Fachexperten zu beurteilen.

2.3.5.2 Relevanz diagnostischer Studien

Die Relevanz diagnostischer Studien sollte nur überprüft werden, wenn die oben genannten Kriterien zur Validität in mindestens ausreichendem Maß erfüllt sind. Anders ausgedrückt bedeutet dies, dass die Ergebnisse einer methodisch mangelhaft geplanten Studie nicht vertrauenswürdig sind und daher auch nicht beachtet werden sollten.

Die diagnostische Vierfeldertafel

Aus der Untersuchung der Patienten mit einem neuen, zu überprüfenden Testverfahren und dem Goldstandard sind vier mögliche Ergebniskonstellationen denkbar, die sich in der sogenannten **Vierfeldertafel** wie in → Tabelle 7 darstellen lassen. Die in → Tabelle 7 verwendeten Buchstaben A bis D werden für die Berechnung aller diagnostischen Maßzahlen verwendet.

Im Zusammenhang mit diagnostischen Testverfahren bedeutet ein positives Testergebnis, dass der Test den Patienten als krank in Bezug auf die zu untersuchende Krankheit definiert. Das Wort wird somit anders gebraucht als in der Umgangssprache, in der positive Ergebnisse allgemein mit etwas Gutem in Verbindung gebracht werden. Ein positiver HIV-Test hingegen ist beispielsweise genau das Gegenteil einer guten Nachricht. Die Art des Ergebnisses bestimmt sich aus der Frage, ob der Test richtig oder falsch liegt und dem Ergebnis des Tests. Ein Test, der falsch ist und ein positives Testergebnis ergibt, wird somit als **falsch-positiv** bezeichnet. Ein Patient würde somit unnötig beunruhigt oder sogar einer unnötigen bzw. falschen Therapie ausgesetzt. Ein **falsch-negativer** Befund hingegen würde unberechtigte

Sicherheit vermitteln, der Patient würde im schlimmsten Fall eine indizierte Therapie nicht erhalten. Die Konsequenzen falscher Testergebnisse sind jedoch immer von der Art und Schwere der Erkrankung abhängig. So ist ein falsch-negatives Testergebnis auf Fußpilz sicher anders zu werten als ein falsch-negatives Ergebnis bei Verdacht auf Herzinfarkt.

		Goldstandard	
		an Zielkrankheit erkrankt („krank“)	nicht an Zielkrankheit erkrankt („gesund“)
neues Testverfahren	positiv	**A** richtig-positiv	**B** falsch-positiv
	negativ	**C** falsch-negativ	**D** richtig-negativ

Tab. 7: Die diagnostische Vierfeldertafel

Die erste wichtige Maßzahl, die sich aus den Messwerten bestimmen lässt, ist die sogenannte Vortestwahrscheinlichkeit, also die Wahrscheinlichkeit erkrankt zu sein, bevor ein Testverfahren durchgeführt wird. Dieser Wert wird auch als **Prävalenz** der Erkrankung in der Studienpopulation bezeichnet. Er berechnet sich aus der Anzahl der Erkrankten mit der Formel:

$$\text{Prävalenz} = \frac{\text{alle an Zielkrankheit erkrankten Patienten (A+C)}}{\text{alle Patienten (A+B+C+D)}}$$

Testgütekriterien

Anhand der gewonnenen Messwerte lassen sich weiterhin die Testgütekriterien Sensitivität und Spezifität messen.

Die **Sensitivität** beschreibt den Anteil der an der Zielkrankheit erkrankten Menschen, die durch den Test auch tatsächlich als erkrankt erkannt werden, und lässt sich berechnen durch die Formel:

$$\text{Sensitivität} = \frac{\text{erkannte an Zielkrankheit erkrankte Patienten (A)}}{\text{alle an Zielkrankheit erkrankten Patienten (A+C)}}$$

Demgegenüber beschreibt die **Spezifität** den Anteil der bezogen auf die Zielkrankheit gesunden Patienten, die durch den Test auch tatsächlich als gesund erkannt werden, und wird mit der Formel ermittelt:

$$\text{Spezifität} = \frac{\text{erkannte bezogen auf Zielkrankheit gesunde Patienten (D)}}{\text{alle bezogen auf Zielkrankheit gesunde Patienten (B+D)}}$$

Die Testgütekriterien beschreiben also das Maß, in dem erkrankte und nicht erkrankte Patienten erkannt werden, und sind zunächst unabhängig von der Prävalenz.

Prädiktive Werte

Da bei Einführung des neuen Testverfahrens die Überprüfung mittels des zu Studienzwecken durchgeführten Goldstandard entfallen soll, helfen diese Messwerte nur bedingt weiter. Es sind daher weitere Parameter notwendig, die abhängig von dem ermittelten positiven oder negativen Testergebnis eine Vorhersage (Prädiktion) erlauben. Diese sogenannten prädiktiven Werte lassen sich ebenfalls mit Hilfe der Vierfeldertafel berechnen.

Der **positive prädiktive Wert (PPW)** beschreibt, mit welcher Wahrscheinlichkeit ein Patient bei positivem Testergebnis auch tatsächlich an der Zielkrankheit erkrankt ist. Er lässt sich wie folgt ermitteln:

$$\text{PPW} = \frac{\text{an Zielkrankheit erkrankte positiv getestete Patienten (A)}}{\text{alle positiv getesteten Patienten (A+B)}}$$

Ebenso kann im **negativen prädiktiven Wert (NPW)** die Wahrscheinlichkeit beschrieben werden, in der negativ getestete Patienten tatsächlich auch nicht an der Zielkrankheit erkrankt sind. Dies geschieht mit der Formel:

$$\text{NPW} = \frac{\text{an Zielkrankheit nicht erkrankte negativ getestete Patienten (D)}}{\text{alle negativ getesteten Patienten (C+D)}}$$

Im Gegensatz zu Testgütekriterien werden die prädiktiven Werte von der Prävalenz in erheblichem Maße beeinflusst. Allgemeine Rechenbeispiele, ein Fallbeispiel zur besonderen Bedeutung der Prävalenz für die diagnostische Wertigkeit eines Testverfahrens und der Link zu einem **Online-Rechner** zur Ermittlung diagnostischer Messwerte anhand der Daten einer Vierfeldertafel finden sich als Zusatzmaterialien zum Buch unter *www.utb-shop.de*.

2.3.5.3 Anwendbarkeit diagnostischer Testverfahren

■ Frage 1:
Wurde ein geeignetes Spektrum an Patienten in die Studie aufgenommen?

Anhand der Beschreibung der Ein- und Ausschlusskriterien der Patienten und der in der Studie dargestellten Prävalenz kann auf die **Übertragbarkeit** der Studienergebnisse geschlossen werden. Wurde das Testverfahren an Patienten getestet, die nicht dem Patienten oder Patientenkollektiv entsprechen, für das die Frage beantwortet werden soll, sind die Ergebnisse nicht übertragbar. So kann beispielsweise bei einem Test, der ausschließlich an Erwachsenen mittleren und hohen Alters durchgeführt wurde, nicht automatisch darauf geschlossen werden, dass gleiche Testgütekriterien auch bei Säuglingen vorliegen.

■ Frage 2:
Ist die Prävalenz der Erkrankung in eigenem Kollektiv bekannt?

Wie in den das Lehrbuch ergänzenden Beispielen gezeigt, ist die Aussagekraft eines diagnostischen Testverfahrens entscheidend von der Prävalenz abhängig. Je höher die Vortestwahrscheinlichkeit durch sorgfältige Auswahl der Patienten vor Durchführung eines Tests wird, desto aussagekräftiger ist das Testverfahren. Zur Einschätzung der Aussagekraft eines Tests im eigenen Umfeld ist es daher wichtig, die Prävalenz der Erkrankung im eigenen Patientenkollektiv wenigstens ungefähr abschätzen zu können.

■ Frage 3:
Ist der Test verfügbar/bezahlbar und geeignet für die Bedürfnisse?

Die Anwendbarkeit eines Tests hängt in entscheidendem Maße von der Verfügbarkeit des diagnostischen Verfahrens ab. Dies bedeutet zum einen das Vorhandensein entsprechender Messgeräte (z. B. eines Kernspintomographen), zum anderen aber auch das Vorhandensein entsprechender **Expertise** zur Beurteilung der Befunde (z. B. nachts oder am Wochenende). Neben der reinen Verfügbarkeit spielen ökonomische Aspekte ebenfalls eine entscheidende Rolle, da in bestimmten Situationen die durch das Testverfahren entstehenden Kosten nicht bezahlt werden. Somit kann auch das zweit- oder drittbeste Verfahren zum Einsatz kommen, wenn die Verfügbarkeit eine Behandlung mit dem bestmöglichen Verfahren in der jeweiligen Situation nicht möglich ist.

■ Frage 4:
Kann die Diagnose aufgrund des Ergebnisses gestellt oder ausgeschlossen werden?

Diagnostische Testverfahren sollten durch hohe prädiktive Werte die Diagnose zuverlässig stellen oder ausschließen können. Hierbei können je nach Fragestellung (Bestätigung oder Ausschluss einer Diagnose) durchaus unterschiedliche Testverfahren indiziert sein. Ebenfalls möglich ist die Situation, dass mehrere Tests im Zusammenspiel eine Diagnose ermöglichen, beispielsweise bei Erkrankungen, die als Ausschlussdiagnose gestellt werden. Hat ein diagnostisches Verfahren jedoch keinerlei Konsequenz auf das Stellen oder den Ausschluss einer Diagnose, würde also unabhängig vom Testergebnis noch ein weiterer alleine entscheidender Test durchgeführt, dann wäre das erstgenannte diagnostische Verfahren nicht nur überflüssig, sondern dem Grundsatz „primum nil nocere" folgend sogar kontraindiziert.

■ Frage 5:
Würde der Patient kooperieren?

Da EbM die besten Forschungsergebnisse mit den eigenen Fertigkeiten und den Vorstellungen des Patienten integriert, ist die **Kooperationsbereitschaft** des Patienten ebenso von entscheidender Bedeutung. So wird eine Sicherheit von 95 % bezüglich des Testergebnisses nicht jeden Patienten zu gleichem Verhalten veranlassen.

✱ Beispiele | **Umgang mit Unsicherheit**

Ein Patient, der mit Brustschmerzen in eine Klinik eingewiesen wird, verlangt nach kurzer Zeit um Entlassung gegen ärztlichen Rat, obwohl die Wahrscheinlichkeit, dass tatsächlich kein Herzinfarkt vorliegt, noch unter 80 % liegt.

Ein anderer Patient, der mit einer Wahrscheinlichkeit von 99,89 % nicht an einer Zielkrankheit erkrankt ist, verweigert die stationäre Entlassung, „bis einhundertprozentig geklärt ist", dass er nicht krank sei.

✱ Lesetipps | **Literatur und Websites**

Fallbeispiele und Link zum **Online-Rechner für diagnostische Studien** finden Sie online unter Zusatzmaterial direkt beim Buch: *www.utb-shop.de*

Kritische Bewertung diagnostischer Studien mittels Fragenkatalog des Center of Evidence Based Medicine (CEBM) der Universität Oxford. Im Internet unter: *http://www.cebm.net/category/ebm-resources/*

STARD-Checkliste zur Bewertung diagnostischer Studien. Im Internet unter:
http://www.equator-network.org/reporting-guidelines/stard/

2.3.6 Bewertung therapeutischer Studien

Die Bewertung therapeutischer Studien erfolgt analog zum Vorgehen bei diagnostischen Studien in drei Schritten:

- Überprüfung der (internen) Validität der Studie
- Überprüfung der Relevanz des Verfahrens
- Überprüfung der Anwendbarkeit der Studienergebnisse (externe Validität)

Ebenso wie für diagnostische Studien stehen für die Beurteilung therapeutischer Studien Bewertungsinstrumente zur Verfügung. Für randomisierte kontrollierte Studien wurde das **CONSORT-Statement** (**Con**solidated **S**tandards **o**f **R**eporting **T**rials) entwickelt, das Mindestanforderungen an die Berichterstattung randomisierter kontrollierter Studien definiert hat wie das in → Abbildung 4 dargestellte CONSORT-Flowchart zur anschaulichen und transparenten Angabe der Patientenzahlen während aller Phasen der Studie.

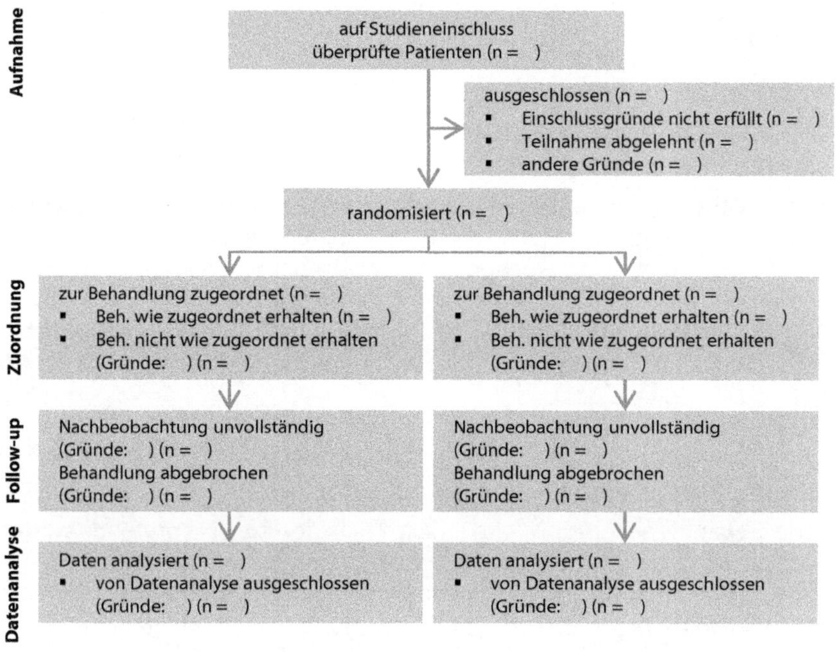

Abb. 4: Das CONSORT-Flowchart

Dieser Standard wiederum eignet sich auch als Grundlage für Prüfinstrumente wie die Bewertungcheckliste des bereits oben erwähnten CEBM.

2.3.6.1 Interne Validität therapeutischer Studien

■ Frage 1:
Erfolgte die Zuteilung der Patienten in einem angemessenen Randomisationsverfahren?

Wie in → Kapitel 2.3.4.5 beschrieben, ist die Randomisation von Patienten das wirksamste Mittel zur Vermeidung des Einflusses von **Confoundern**. Voraussetzung ist jedoch, dass die Randomisation frei von Möglichkeiten der Einflussnahme geschieht. Daher sollte die Zuordnung künftiger Studienpatienten nicht bekannt sein, da sonst durch Nichtaufnahme von Patienten oder Verschiebung von Terminen zur Prüfung auf Eignung die Zuteilung in die Gruppen beeinflussbar wäre. Neben der Angabe, dass verdeckt randomisiert wurde, sollten genauere Angaben zum Verfahren der **Randomisation** gemacht werden.

■ Frage 2:
Waren die Gruppen zu Behandlungsbeginn ähnlich genug hinsichtlich wichtiger Parameter?

Sofern genügend Patienten in die Studie eingeschlossen werden konnten und die Randomisation funktioniert hat, sollten beide Behandlungsgruppen zu Beginn der Untersuchung hinsichtlich der als relevant bestimmten Merkmale miteinander vergleichbar sein. Dies sollte in der Studie durch Angabe der jeweiligen Gruppenzusammensetzung transparent dargestellt werden.

■ Frage 3:
Wurden die Gruppen, abgesehen von der zu prüfenden Intervention, jeweils gleich behandelt?

Jede Behandlungsgruppe wird hinsichtlich der zu überprüfenden Intervention anders behandelt. Auch werden innerhalb einer Therapiegruppe nicht alle Patienten gleich behandelt. So erhalten einige der Patienten beispielsweise Medikamente zur Behandlung von Begleiterkrankungen. Wird einer gesamten Behandlungsgruppe, abgesehen von der zu untersuchenden Intervention, noch eine weitere Behandlung zuteil, dann kann bei einem Effektunterschied nicht unterschieden werden, ob eine Therapie wegen der zu untersuchenden Intervention, der **Begleitintervention** oder einer Kombination aus beidem dieses unterschiedliche Ergebnis erzielt hat.

✱ Beispiel | **Wirkung erkennbar, Ursache nicht**

Es werden zwei Kopfschmerztabletten miteinander verglichen. Die Patienten der Kontrollgruppe erhalten Medikament A, die Patienten der Gruppe mit dem zu überprüfenden neuen Verfahren erhalten Medikament B und hören zusätzlich entspannende Musik.

Sofern nun B besser als A wirkt, kann es am Medikament B, an der Musik oder an der Kombination aus Medikament B und Musik liegen.

Ein derartiger systematischer Fehler würde als **Interventionsbias** bezeichnet.

■ **Frage 4:**
Wurden die Patienten in den Gruppen ausgewertet, denen sie bei Randomisation zugeordnet waren?

Die Patienten werden zu Beginn der Studie einer Behandlungsgruppe zugeteilt. Durch Fehler im Studienablauf oder durch eine notwendige Änderung im Behandlungsablauf kann es vorkommen, dass Patienten eine andere als die geplante Therapie erhalten. Die Auswertung kann nun nach zwei Aspekten erfolgen. Bei der **Per-Protocol-Analyse** werden nur die Patienten berücksichtigt, die auch die vorgesehene Therapie erhalten haben. Bei der **Intention-To-Treat-Analyse** hingegen werden alle Patienten, unabhängig davon, welche Therapie sie erhalten haben, in der Gruppe ausgewertet, in die sie randomisiert wurden. Dies ermöglicht zum einen die Aufrechterhaltung der Gruppenähnlichkeit nach Randomisation und gibt zum anderen ein realistisches Bild bei komplikationsbedingten Wechseln von Patienten in andere Behandlungsgruppen (**Konversion**).

✱ Beispiel | **Umgang mit Komplikationen**

Ein neues minimalinvasives, roboterassistiertes Verfahren soll gegen die Standard-OP-Methode mit großen Schnitten verglichen werden.

Bei einigen Patienten in der roboterassistierten Verfahrensgruppe kommt es zu Komplikationen, sodass während des Eingriffs auf die Standard-OP-Methode gewechselt werden muss. Werden diese Patienten nun ausgeschlossen oder gar der Standard-OP-Methode zugeteilt, wird das neue Verfahren verzerrt dargestellt, da die mutmaßlich gravierendsten Komplikationen bei der Per-Protocol-Analyse ausgeblendet werden.

■ **Frage 5:**
War die Quote der Studienabbrecher und Patienten mit unvollständiger Nachbeobachtung akzeptabel und in beiden Gruppen ähnlich?

Im Rahmen einer Studie gibt es immer wieder aus den verschiedensten Gründen Studienabbrecher oder Patienten, die nach einer Intervention entsprechende Nachbeobachtungstermine nicht mehr wahrnehmen. Dies ist grundsätzlich akzeptabel, da es hierfür insbesondere bei länger dauernden Studien oder Nachbeobachtungszeiten viele nachvollziehbare Gründe gibt. Die Aussagekraft einer Studie wird jedoch dann eingeschränkt, wenn relativ viele Patienten die Studie oder Nachbeobachtung abbrechen oder die Abbruchquote in einer Behandlungsgruppe deutlich höher ist als in der anderen.

✱ Beispiel | **Umgang mit Studienabbrechern**

Es werden die Medikamente C und D gegeneinander getestet. Nach Datenanalyse zeigen sich deutlich höherer Therapieerfolge nach Einnahme des Medikamentes C. In dieser Gruppe brachen allerdings 65 % aller Patienten aufgrund von massiven Nebenwirkungen die Studie ab, in Gruppe D hingegen nur 5 % aufgrund nicht behandlungsbedingter Ursachen. Somit kann keine Überlegenheit von Medikament C unterstellt werden.

■ **Frage 6:**
Waren die Teilnehmenden, Behandelnden und Auswertenden sofern möglich verblindet?

Ebenso wie bei der Zuteilung der Patienten zu einer Behandlungsgruppe können bewusste und unterbewusste Effekte bei der Behandlung von Patienten unter Studienbedingungen auftreten. Wird beispielsweise ein neues Medikament gegen ein Scheinmedikament (**Placebo**) getestet und ist dem Behandelnden bekannt, ob der Patient ein Scheinpräparat einnimmt, wird er den Patienten unbewusst anders behandeln als einen Patienten, der das neue Medikament erhält. Ebenso berichten Patienten trotz Einnahme eines Scheinmedikamentes in vielen Fällen von behandlungstypischen Wirkungen und/oder Nebenwirkungen, was als **Placebo-Effekt** bezeichnet wird. Dieser Effekt wurde ebenfalls in anderen Behandlungssituationen wie der Schmerztherapie und sogar für chirurgische Eingriffe nachgewiesen.

Daher ist es sinnvoll, sofern dies möglich ist, sowohl Patienten als auch Behandelnde als auch die Personen, die das Behandlungsergebnis auswerten, sofern möglich im Unklaren zu lassen, welcher Behandlungsgruppe der Patient angehört, um diesen Effekt nicht zu verfälschen. Dieses Vorgehen wird als **Verblindung** bezeichnet.

> * Beispiele | **Verblindung und Placebo-Chirurgie**
>
> Ein Patient wird zum Abschluss einer Studie hinsichtlich seiner Beweglichkeit in einem Gelenk untersucht. Zum Vergleich stehen eine Operation und ein konservatives Therapieverfahren (Physiotherapie). Sieht der Untersuchende nun eine OP-Narbe, so beurteilt er die Beweglichkeit möglicherweise anders als bei einem Patienten ohne Narbe. Mögliche Lösung könnte ein großes Pflaster sein, das vor Beurteilung auf die Stelle der möglicherweise vorhandenen Operationsnarbe geklebt wird.
>
> Bei **Placebo-Chirurgie** wurden Patienten in Narkose Hautschnitte gesetzt, so dass diese nach der Narkose nicht beurteilen konnten, ob sie wirklich operiert wurden oder nicht. Die Behandelnden sind in diesem Fall natürlich nicht zu verblinden, die Auswertenden hingegen schon, sofern sie keinen Einblick in die entsprechende Behandlungsdokumentation haben.

Wird nur der Patient verblindet, handelt es sich um eine Einfachverblindung. Wissen Patient und Behandelnder nicht um die Zuteilung, wird von einer Doppelblindstudie gesprochen. Sind auch noch die Auswertenden der Studie verblindet, liegt eine dreifache Verblindung vor.

■ Frage 7:
Erfolgt die Auswertung der Studie anhand patientenrelevanter Endpunkte?

Die Wirksamkeit eines therapeutischen Verfahrens kann anhand sehr verschiedener Messgrößen erfolgen. So kann der Effekt eines blutdrucksenkenden Medikamentes anhand der erreichten Blutdrucksenkung ermittelt werden. Dieser Parameter sagt jedoch nichts über die daraus resultierenden Effekte aus, die tatsächlich relevant für den Patienten sind, nämlich Effekte auf Lebensqualität und Restlebenszeit. Solche Parameter werden auch als **Surrogatparameter** bezeichnet und sollten zur Beurteilung der Wirksamkeit eines Verfahrens durch patientenrelevante Endpunkte ersetzt werden.

■ Frage 8:
Liegen Informationen zur Finanzierung der Studie und zu möglichen Interessenkonflikten der Autoren vor und sind diese akzeptabel?

Die Durchführung von Studien, insbesondere von randomisierten kontrollierten Studien, ist mit hohem Aufwand verbunden und muss daher finanziert werden. Da der Nachweis der Wirksamkeit eines Verfahrens insbesondere im Bereich der Medikamentenzulassung aufgrund gesetzlicher Bestimmungen durch die Hersteller erforderlich ist, finden sich viele Studien, die von den Produzenten des mutmaßlich wirksamen Medikamentes durchgeführt wurden. Dies ist nicht per se schlecht, jedoch liegt aufgrund der hohen finanziellen Auswirkungen bei Zulassung bzw. Nichtzulassung des Medikamentes ein **Interessenkonflikt** vor. Ebenso sind vermeintlich unabhängige Wissenschaftler nicht wirklich unabhängig, wenn sie direkt oder indirekt von der Firma finanziert werden, über deren Medikament eine Bewertung erstellt werden soll. Interessenkonflikte können auch ohne Einfluss der Produzenten durch Auftraggeber oder sogar unabhängig davon entstehen, z. B. da die Publikation „bahnbrechender“ bzw. positiver Studienergebnisse deutlich häufiger und prominenter erfolgt und damit die eigene wissenschaftliche Karriere begünstigt wird. Wichtig sind daher zunächst die transparente Offenlegung potenzieller Interessenskonflikte und geeignete Maßnahmen, um diese ggf. zu begrenzen. Hierzu zählen beispielsweise die Genehmigung des Studienprotokolls durch unabhängige Dritte und die öffentliche Registrierung der Studie vor Beginn, so dass Manipulationen z. B. an Endpunkten oder die Unterdrückung unliebsamer Studienergebnisse nicht mehr möglich sind.

2.3.6.2 Relevanz therapeutischer Studien

Bei einer vergleichenden Untersuchung zweier Therapieverfahren wird ein neues Verfahren (experimentelles Verfahren) mit einer etablierten Therapie (Kontrollverfahren) verglichen. Die Behandlungsgruppe des neuen zu untersuchenden Verfahrens wird als **Experimentalgruppe** bezeichnet, die Behandlungsgruppe mit der etablierten Therapie als **Kontrollgruppe**.

Durch direkten Vergleich der Misserfolgsraten beider Gruppen lässt sich nun das Ausmaß bestimmen, in dem sich durch Einführung der neuen Therapie das Risiko gegenüber der bisherigen Therapie verändert.

Hierzu wird in der Kontrollgruppe die Rate der Patienten ermittelt, bei denen die durchgeführte Therapie nicht zum gewünschten Erfolg geführt hat bzw. der negativ formulierte Endpunkt erreicht wurde. Diese Patienten werden auch als Therapieversager bezeichnet. Die sogenannte Kontrollereignisrate (**C**ontrol **E**vent **R**ate = **CER**) berechnet sich wie folgt:

$$\text{CER} = \frac{\text{Anzahl Therapieversager Kontrollgruppe}}{\text{Anzahl aller Patienten in der Kontrollgruppe}}$$

In der Experimentalgruppe wird ebenfalls der Anteil der Patienten bestimmt, bei dem die Therapie nicht zum gewünschten Erfolg geführt hat, als Experimentalereignisrate (**E**xperimental **E**vent **R**ate = **EER**) analog ermittelt mit der Formel:

$$\text{EER} = \frac{\text{Anzahl Therapieversager Experimentalgruppe}}{\text{Anzahl aller Patienten in der Experimentalgruppe}}$$

Die Reduktion des Risikos für ein Therapieversagen durch Verwendung der neuen statt der alten Therapie kann durch Subtraktion der EER von der CER ermittelt werden und wird als absolute Risikoreduktion (**A**bsolute **R**isk **R**eduction = **ARR**) bezeichnet: ARR = CER – EER

Ist das Risiko des Therapieversagens in der Experimentalgruppe wider Erwarten größer als in der Kontrollgruppe, so wird die ermittelte Maßzahl nicht als absolute Risikoreduktion, sondern als absolute Risikoerhöhung (**A**bsolute **R**isk **I**ncrease = ARI) bezeichnet.

Das Ergebnis der absoluten Risikoreduktion bzw. Risikoerhöhung kann nochmals in Relation zum Ausgangsrisiko gesetzt werden, um beurteilen zu können, wie stark sich das Risiko relativ zur bisherigen Situation geändert hat. Dies wird als relative Risikoreduktion (**R**elative **R**isk **R**eduction = **RRR**) bzw. relative Risikoerhöhung (**R**elative **R**isk **I**ncrease = RRI) bezeichnet und folgendermaßen ermittelt:

$$RRR = \frac{ARR}{CER}$$

Die Unterscheidung von ARR und RRR ist theoretisch vergleichsweise einfach möglich, praktisch jedoch mit Problemen behaftet. Ein Fallbeispiel zur Problematik der Verwendung von ARR und RRR findet sich online unter *www.utb-shop.de.*

Aus der ARR lässt sich eine Maßzahl berechnen, die vergleichsweise anschaulich darlegt, wie viele Patienten mit der neuen statt der alten Therapie behandelt werden müssen, um bei einem Patienten zusätzlich das Therapieversagen zu verhindern. Dies wird als sogenannte **N**umber **N**eeded to **T**reat (**NNT**)[1] bezeichnet und berechnet sich aus dem Kehrwert der ARR: NNT = 1/ARR. Die auf diese Art und Weise gewonnene Zahl kann als Dezimalzahl mit Nachkommastellen dargestellt werden, praktisch bedeutet dies jedoch, dass die Zahl aufgerundet werden muss.

✱ Beispiel | **NNT verstehen**

Ein neues Behandlungsverfahren hat gegenüber dem bisherigen Verfahren eine ARR von 8 % bezüglich des Endpunktes Tod. Daraus ergibt sich

$$NNT = \frac{1}{0{,}08} = 12{,}5$$

Es müssten also 13 (nicht 12,5) Patienten mit dem neuen statt dem alten Verfahren behandelt werden, um einen Todesfall mehr zu verhindern.

---

[1] Gelegentlich wird diese Kennzahl auch als Number Needed to Treat to Benefit (NNTB) bezeichnet.

Im Fall einer absoluten Risikoerhöhung durch die neue Therapie (ARI) würde die so ermittelte Zahl als **N**umber **N**eeded to **H**arm (**NNH**)[2] bezeichnet.

Allgemeine Rechenbeispiele finden sich als Zusatzmaterialien online unter *www.utb-shop.de.*

2.3.6.3 Anwendbarkeit therapeutischer Interventionen

■ Frage 1:
Wurde eine repräsentative Patientengruppe ausgewählt, sodass die Ergebnisse auf andere Patienten übertragbar sind?

Anhand der Beschreibung der **Ein- und Ausschlusskriterien** der Patienten kann auf die Übertragbarkeit der Studienergebnisse geschlossen werden. Häufig werden randomisiert kontrollierte Studien an männlichen Patienten mittleren und hohen Alters ohne Begleiterkrankungen durchgeführt. Daher kann vielfach nicht auf die Wirksamkeit in anderen Patientengruppen geschlossen werden wie Kinder, Frauen (insbesondere Schwangere), ältere Menschen oder multimorbide Patienten, also Menschen mit vielen Begleiterkrankungen.

■ Frage 2:
Erhielt die Kontrollgruppe die angemessene Vergleichstherapie?

Bei Bewertung der Wirksamkeit eines Therapieverfahrens durch vergleichende Untersuchung kommen vier Möglichkeiten in Betracht:

[1] Vergleich der Therapie mit der **Unterlassensalternative**
[2] Vergleich der Therapie mit **Placebo** (sofern möglich)
[3] Vergleich der Therapie mit einer beliebigen Alternativtherapie
[4] Vergleich der Therapie mit der derzeit bestverfügbaren Alternativtherapie

Während bei einer Therapie ohne bisher bekannte Alternative Variante 1, bei medikamentöser Therapie i.d.R. Variante 2 zur Anwendung kommen sollte, so ist es ethisch nicht akzeptabel, Patienten in der Kontrollgruppe eine bekanntermaßen wirksame Therapie vorzuenthalten. Ebenso ist die

---

2 Gelegentlich wird diese Kennzahl auch als Number Needed to Treat to Harm (NNTH) bezeichnet.

Bewertung der Wirksamkeit der Studie nur dann sinnvoll möglich, wenn ein möglicher Zusatznutzen durch direkten Vergleich mit der bisher bestverfügbaren Therapie ermittelt werden kann.

■ Frage 3:
Ist das untersuchte Behandlungsziel relevant für den Patienten?

Neben der Frage der in → Kapitel 2.3.6.1 besprochenen **Surrogatparameter** stellt sich zur Berücksichtigung der Vorstellungen des Patienten gemäß Grundkonzept der EbM die Frage, ob das Verfahren und seine mutmaßlichen Ziele auch den Wünschen des Patienten entsprechen. So kann eine effektivere, aber gleichzeitig aufwändigere oder belastende Therapie den Wünschen des Patienten entgegenstehen.

■ Frage 4:
Wiegt der Zusatznutzen mögliche Risiken auf?

Sofern durch eine neue Therapie tatsächlich ein Zusatznutzen ermittelt wurde, muss diese natürlich nach den in den → Kapiteln 1.1 und → 1.3.4 dargelegten Grundsätzen kritisch einer **Nutzen-Risiko-Bewertung** unterzogen werden. Dies ist insofern problematisch, da im Gegensatz zu langjährigen etablierten Therapien innovative Verfahren häufig noch nicht lange oder intensiv genug untersucht werden konnten, um seltene Nebenwirkungen, Wechselwirkungen mit anderen Medikamenten oder Langzeitfolgen abzuschätzen. Somit trägt jedes neue Therapieverfahren gewisse nicht vorhersehbare Risiken, die nur bei einem klaren **Zusatznutzen** in Kauf genommen werden sollten.

✱ Lesetipps | **Websites**

Fallbeispiele und Link zum **Online-Rechner für therapeutische Studien** finden Sie online unter Zusatzmaterial direkt beim Buch: *www.utb-shop.de*

Kritische Bewertung therapeutischer Studien mittels Fragenkatalog des Center of Evidence Based Medicine (CEBM) der Universität Oxford. Im Internet unter: *http://www.cebm.net/category/ebm-resources/*

Website der **CONSORT-Group** mit Download-Möglichkeit des **CONSORT-Statements** und der **CONSORT-Checklist**. Im Internet unter:
http://www.consort-statement.org/

Website **des European Communication on Research Awareness Needs** (ECRAN) Projektes mit deutschsprachigen Informationen und Zeichentrickfilm zu klinischen Studien. Im Internet unter:
http://www.ecranproject.eu/de

2.3.7 Zusammenfassende Arbeiten

2.3.7.1 Systematische Übersichtsarbeiten

Neben der Darstellung wissenschaftlicher Ergebnisse in Einzelstudien ist für die praktische Arbeit eine zusammenfassende Darstellung der bisherigen Erkenntnisse von hoher Relevanz. So existiert zur gleichen Fragestellung möglicherweise eine Vielzahl von Studien, die gegebenenfalls zu unterschiedlichen Ergebnissen kommen. Hierfür hat sich die Zusammenfassung der bisherigen Forschungsdaten mittels **Systematischer Übersichtsarbeiten** etabliert.

Systematische Übersichtsarbeiten basieren auf einer konkreten Fragestellung, die durch systematische Recherche der Weltliteratur anhand definierter Bewertungskriterien beantwortet werden soll. Sie verfolgen drei Ziele:

- Zusammenfassung der gegenwärtig vorhandenen Publikationen zur Fragestellung
- Analyse der Heterogenität von Studienergebnissen
- Formulierung einer Handlungsempfehlung basierend auf den analysierten Daten

Innerhalb einer Systematischen Übersichtsarbeit kann, sofern eine ausreichende Anzahl vergleichbarer Studien identifiziert und in die Analyse eingeschlossen wurde, eine statistische Aufarbeitung der Ergebnisse zu einem Gesamtergebnis erfolgen. Dieses Vorgehen wird als **Metaanalyse** bezeichnet und fälschlicherweise oft synonym zur Systematischen Übersichtsarbeit verwendet. Die Metaanalyse ist aber nur eine Teilmenge der Systematischen Übersichtsarbeit. So gibt es zahlreiche Systematische Übersichtsarbeiten ohne Metaanalyse aber keine Metaanalyse ohne Systematische Übersichtsarbeit.

Die Durchführung einer Systematischen Übersichtsarbeit gliedert sich in die folgenden fünf Schritte:

[1] Formulierung einer Forschungsfrage und Festlegung der Methodik der Systematischen Übersichtsarbeit
[2] Suche nach relevanter Literatur und Einschluss von Studien gemäß festgelegter Methodik
[3] Extraktion der Daten aller eingeschlossenen Studien
[4] Beurteilung des Risikos für Bias aller eingeschlossenen Studien
[5] Kombination, ggf. mittels statistischer Aufarbeitung und Interpretation, der eingeschlossenen Studien

Sofern die Systematische Übersichtsarbeit sorgfältig geplant und durchgeführt wurde, stellt sie die zuverlässigste Quelle medizinischer Information dar. Durch unzureichende Planung oder systematische Fehler bei Einschluss der zu analysierenden Studien können jedoch ebenso falsche Schlüsse aus Systematischen Übersichtsarbeiten gezogen werden. Durch eine Inflation der Anzahl Systematischer Übersichtsarbeiten finden sich zudem mittlerweile viele Publikationen mit klinisch irrelevanten Fragestellungen und teilweise intransparenter Methodik. Die kritische Analyse einer Systematischen Übersichtsarbeit, z. B. mit dem Bewertungsinstrument **PRISMA** (**P**referred **R**eporting **I**tems for **S**ystematic Reviews and **M**eta-**A**nalyses), ist daher ebenso unverzichtbar wie bei Einzelstudien.

Als ein Standard für Systematische Übersichtsarbeiten hat sich das Vorgehen der Organisation **Cochrane**, früher bekannt als Cochrane Collaboration, etabliert. Cochrane ist ein unabhängiges, weltweit agierendes, gemeinnützig tätiges Netzwerk von über 31.000 Ärzten und Wissenschaftlern aus über 130 Ländern. Ziel von Cochrane ist die Erstellung, Verbreitung und Aktualisierung von Systematischen Übersichtsarbeiten, um diese als Entscheidungsbasis für Akteure im Gesundheitswesen nach dem Prinzip der EbM bereitzustellen.

2.3.7.2 Leitlinien

Neben der Beantwortung einzelner medizinischer Fragestellungen haben sich Leitlinien in der Medizin etabliert. Die Erstellung medizinischer Leitlinien erfolgt vorwiegend durch medizinische Fachgesellschaften, die in Deutschland überwiegend in der Arbeitsgemeinschaft der Wissenschaftlichen Medizinischen Fachgesellschaften (**AWMF**) organisiert sind. Die Definition der AWMF zu Leitlinien lautet wie folgt:

> ✱ Zitat
>
> „Die „Leitlinien" der Wissenschaftlichen Medizinischen Fachgesellschaften sind systematisch entwickelte Hilfen für Ärzte zur Entscheidungsfindung in spezifischen Situationen. Sie beruhen auf aktuellen wissenschaftlichen Erkenntnissen und in der Praxis bewährten Verfahren und sorgen für mehr Sicherheit in der Medizin, sollen aber auch ökonomische Aspekte berücksichtigen. Die „Leitlinien" sind für Ärzte rechtlich nicht bindend und haben daher weder haftungsbegründende noch haftungsbefreiende Wirkung."

Leitlinien bilden somit einen **Handlungskorridor** ab, der anders als bei Richtlinien durchaus verlassen werden kann. Die Abweichung von einer Leitlinie sollte jedoch sinnvoll begründbar sein. Leitlinien ersetzen keinesfalls die individuelle Einschätzung der Situation des Patienten und entbinden ebenso wenig von individueller Beratung des Patienten und dessen Einwilligung. Somit unterstützen Leitlinien die medizinische Entscheidungsfindung, schränken aber weder die Therapiefreiheit der Behandelnden, noch die **Wahlfreiheit** der Patienten ein, sich beispielsweise den in → Kapitel 2.7 dargestellten alternativmedizinischen Behandlungsformen zuzuwenden, solange die Behandlung gemäß Rechtsprechung des Bundesgerichtshofes „nicht gegen die guten Sitten verstößt".

Die Erstellung von Leitlinien kann über verschiedene methodische Ansätze erfolgen, ausgedrückt durch folgende **Klassifikation** der AWMF nach Entwicklungsstufen:

- S1-Leitlinie:
  durch informellen Konsens erarbeitet
- S2k-Leitlinie:
  durch formalen Konsens erarbeitet
- S2e-Leitlinie:
  durch formale Recherche nach Kriterien der EbM erarbeitet
- S3-Leitlinie:
  Leitlinie mit allen Elementen einer systematischen Entwicklung

Eine Sonderform der S3-Leitlinien stellen die **Nationalen Versorgungsleitlinien** dar. Diese sollen insbesondere die Vernetzung medizinischer Leistungen in integrierten, verschiedene Bereiche übergreifenden Versorgungsformen berücksichtigen und Lösungen für Nahtstellen zwischen verschiedenen Sektoren, aber auch zwischen den verschiedenen beteiligten Disziplinen und Gesundheitsberufen anbieten. Nationale Versorgungsleitlinien existieren bereits für die in den → Kapiteln 3.2 und → 3.7 beschriebenen Erkrankungen.

2.3.7.3 Health Technology Assessment (HTA)

Die umfassende und nachhaltige Berücksichtigung medizinischer Forschungsergebnisse kann nur im Kontext der Organisationsstrukturen erfolgen, in denen das Gesundheitswesen agiert. Aus diesem Grund wurde das sogenannte Health Technology Assessment (**HTA**) eingeführt, ein strukturiertes Verfahren zur systematischen Bewertung medizinischer Interventionen und Organisationsstrukturen, in denen medizinische Leistungen erbracht werden. Neben medizinischen Kriterien wie Wirksamkeit und Sicherheit werden auch die Kosten des Verfahrens, unter Berücksichtigung sozialer, rechtlicher und ethischer Aspekte berücksichtigt. Das Ergebnis eines solchen Assessments wird in der Regel als HTA-Bericht veröffentlicht und soll als Entscheidungshilfe bei gesundheitspolitischen Fragestellungen dienen.

In Deutschland sind mit der Erstellung von HTA-Berichten primär das **Deutsche Institut für Dokumentation und Information (DIMDI)**, speziell die Deutsche Agentur für Health Technology Assessment (DAHTA@DIMDI), und das **Institut für Qualität und Wirtschaftlichkeit im Gesundheitswesen (IQWiG)** beauftragt. Das IQWiG erstellt und veröffentlicht gem. § 35b SGB V im Auftrag des **Gemeinsamen Bundesausschusses (G-BA)** Berichte als Entscheidungsgrundlage bei Antrag auf Aufnahme innovativer Medikamente in den Leistungskatalog der Gesetzlichen Krankenversicherung.

✱ Lesetipps | **Websites**

Informationen zu **Cochrane**. Im Internet unter:
http://www.cochrane.org/de/about-us

Website der **AWMF** mit Open Access Zugang zur größten deutschsprachigen **Leitliniendatenbank**. Im Internet unter: *http://www.awmf.org*

Website der **Initiative Nationale Versorgungsleitlinien** (NVL) des Ärztlichen Zentrums für Qualität in der Medizin (ÄZQ). Im Internet unter: *http://www.leitlinien.de/nvl/*

Unterseite HTA des DIMDI mit Zugang zu einem **HTA-Glossar**. Im Internet unter: *http://www.dimdi.de/static/de/hta/index.htm*

2.4 Prävention und Gesundheitsförderung

Die bisher dargestellten Ansätze medizinischer Versorgung haben sich nur auf die Behandlung bereits symptomatischer Krankheiten fokussiert. Damit ist ein wesentlicher Teil der medizinischen Versorgung jedoch noch nicht berücksichtigt, Maßnahmen der Prävention und der Förderung und Stärkung von Gesundheit, die seit Mitte des 20. Jahrhunderts zunehmend an Bedeutung gewonnen haben.

2.4.1 Arten von Prävention

Der Begriff Prävention, abgeleitet vom lateinischen Verb *prävenire* (zuvorkommen), wird umgangssprachlich mit dem Wort Vorbeugung übersetzt, was problematisch ist, da der Begriff in der Fachsprache nicht nur für die Vorbeugung also Verhinderung von Krankheiten gebräuchlich ist.

Nach **Gerald Caplan** werden seit 1964 folgende Arten von Prävention hinsichtlich ihrer zeitlichen Abfolge wie folgt unterschieden:

- Primärprävention
- Sekundärprävention
- Tertiärprävention
- Quartärprävention (1986 durch Marc Jamoulle ergänzt)

Diese können in den in → Kapitel 1.3 beschriebenen Behandlungsablauf wie in → Abbildung 5 dargestellt integriert werden.

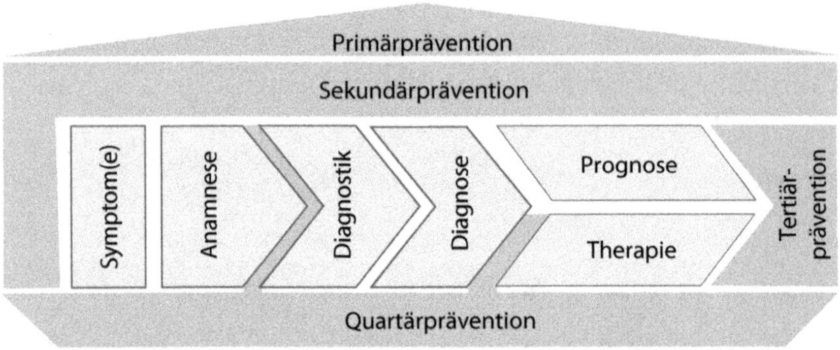

Abb. 5: Behandlungsablauf mit Präventionsarten nach Caplan/Jamoulle

Außerdem werden folgende Begriffe verwendet:

- Primordialprävention
- Verhaltensprävention
- Verhältnisprävention

2.4.1.1 Primärprävention

Der Begriff Primärprävention beschreibt Maßnahmen, die darauf abzielen, das Entstehen von Krankheiten zu verhindern. Er stellt damit die Maßnahmen dar, die umgangssprachlich mit dem Begriff **Vorbeugung** am ehesten in Verbindung gebracht werden. Klassische Beispiele für primärpräventive Maßnahmen sind die in den → Kapiteln 1.2.1 und → 1.2.2 beschriebenen Maßnahmen der Händedesinfektion und der Impfungen. Weitere prominente Beispiele sind die Einnahme von Folsäure in den ersten Schwangerschaftswochen zur Verhinderung bestimmter Rückenmarksfehlbildungen und eine gesunde Ernährung zur Vermeidung fehlernährungsbedingter Erkrankungen.

2.4.1.2 Sekundärprävention

Maßnahmen der Sekundärprävention zielen darauf ab, die Folgen einer bereits bestehenden Erkrankung durch frühzeitiges Erkennen und daraus abgeleitet frühzeitige Behandlung positiv zu beeinflussen. Die am häufigsten angewendete Form der Sekundärprävention ist das **Screening**. Screening bedeutet in diesem Kontext die Anwendung einer oder mehrerer Untersuchungsverfahren an Patienten, die hinsichtlich der zu untersuchenden Krankheit keinerlei Beschwerden aufweisen, also asymptomatisch sind. So werden alle Neugeborenen am dritten Tag nach ihrer Geburt auf verschiedene Stoffwechselerkrankungen hin untersucht, da beispielsweise bei frühzeitiger Entdeckung und Therapie der Stoffwechselkrankheit Phenylketonurie (PKU) durch rechtzeitige Therapie in Form einer speziellen Diät ein normales Leben ermöglicht werden kann, während nicht rechtzeitig behandelte Kinder schwerste körperliche und geistige Behinderungen entwickeln würden. Ebenso werden für zahlreiche Krebserkrankungen Screening-Programme angeboten, die jedoch teilweise durch den Begriff „Krebsvorsorge" den Eindruck erwecken, es könnte einer Krebserkrankung durch Teilnahme an diesem Programm vorgebeugt werden. Richtigerweise sollten solche Untersuchungen aber als „**Krebsfrüherkennung**" bezeichnet werden, da durch die Teilnahme lediglich die Chance besteht, eine bereits existierende Krebserkrankung zu erkennen, bevor diese die ersten Krankheitssymptome hervorruft. Wie in → Kapitel 3.6 ausführlich erläutert, kann die Prognose bei einzelnen Krebserkrankungen erheblich vom Stadium der Erkrankung abhängig sein, eine frühere Entdeckung beispielsweise die Heilungschancen deutlich erhöhen. Allerdings ergab die wissenschaftliche Überprüfung der Wirksamkeit einiger Krebsfrüherkennungsprogramme durchaus ernüchternde Ergebnisse, sodass die Teilnahme an einem Krebsfrüherkennungsprogramm nicht pauschal empfohlen werden kann, sondern ggf. von anderen Faktoren, beispielsweise einer bekannten genetischen Vorbelastung, abhängig gemacht werden sollte. Auch zur Überprüfung von Screening-Programmen existieren Bewertungsinstrumente, beispielsweise die Kriterien des **National Screening Committees** (**NSC**) des Britischen **National Health Service (NHS)**.

Neben Screening können auch andere Interventionen als sekundärpräventive Maßnahmen angesehen werden. Das rechtzeitige Erkennen eines Herzinfarktes (→ Kapitel 3.4) oder eines Schlaganfalls (→ Kapitel 3.5) können ebenfalls die Prognose des Patienten in erheblichem Maß beeinflussen.

2.4.1.3 Tertiärprävention

Die Tertiärprävention beschreibt Maßnahmen, die einen Krankheitsverlauf günstig beeinflussen sollen, in dem sie die Verschlimmerung oder das Wiederauftreten einer Erkrankung verhindern sollen. Klassisches Instrument der Tertiärprävention sind Maßnahmen der Rehabilitation eines Patienten. Das Wort **Rehabilitation**, abgeleitet von dem lateinischen Begriff *rehabilitatio* (Wiederherstellung), beschreibt den Versuch, aber auch den Erfolg, eine Person in eine ehemalige Situation zurückzuversetzen. Hierbei kann grundsätzlich unterschieden werden in:

- **medizinische Rehabilitation**
  Wiedererlangung des Gesundheitszustandes vor der Erkrankung, z. B. durch Anschlussheilbehandlung, Krankengymnastik, Logopädie etc.
- **berufliche Rehabilitation**
  Wiedererlangung der Arbeitsfähigkeit und Wiedereingliederung in das Berufsleben, z. B. durch Anpassung des Arbeitsplatzes oder Umschulung
- **soziale Rehabilitation**
  Wiedererlangung des Ansehens der Person, z. B. durch juristischen Freispruch oder Aufhebung eines Urteils aus der Vergangenheit

Regelungen zur medizinischen und beruflichen Rehabilitation finden sich im → 9. Sozialgesetzbuch (SGB IX). Nach dem Grundsatz „Reha vor Rente" sollen Wiedereingliederungsversuche Vorrang vor reinen Unterhaltsleistungen haben.

2.4.1.4 Quartärprävention

Der Begriff der Quartärprävention ist je nach Fachgebiet unterschiedlich besetzt. In der Suchtmedizin werden Maßnahmen zur Verhinderung eines Rückfalls als Quartärprävention bezeichnet. Im Bereich der somatischen Medizin bedeutet der Begriff die **Unterlassung** unnötiger medizinischer Interventionen zur Vermeidung einer Überversorgung, die dem in → Kapitel 1.1.1 beschriebenen Grundsatz des primum nil nocere entgegenliefe. In diesem Zusammenhang wurde vom American Board of Internal Medicine (ABIM) im Jahr 2011 die Initiative **„Choosing Wisely"** ins Leben gerufen, die unter anderem mit TOP-5-Listen unnötiger medizinischer Maßnahmen je nach Fachgebiet auf das Problem der Überversorgung aufmerksam macht. Die Deutschen Gesellschaft für Innere Medizin (DGIM) hat eine entsprechende Initiative in Deutschland im Jahr 2015 begonnen.

2.4.1.5 Primordialprävention

Als Primordialprävention werden Maßnahmen beschrieben, die gesellschaftliche Risikofaktoren positiv beeinflussen. So ist der individuelle Verzicht auf Rauchen einerseits ein Instrument der Primärprävention, ein generelles **Rauchverbot** in öffentlichen Gebäuden, das auch die durch Passivrauchen entstehenden Krankheiten verhindern soll, aber eine Maßnahme der Primordialprävention.

2.4.1.6 Verhaltensprävention

Der Begriff Verhaltensprävention beschreibt Maßnahmen, die auf das konkrete Verhalten einzelner Personen abzielen und vor allem im Kontext der Betrieblichen Gesundheitsförderung verwendet werden. Hierunter fallen beispielsweise **Sicherheitsunterweisungen** von Mitarbeitenden in bestimmte Tätigkeiten oder Bereiche, Beratungsangebote wie Schulungen zu rückengerechtem Arbeiten oder Angebote zu gesundheitsbewusstem Verhalten wie **Rauchentwöhnungsprogramme**.

2.4.1.7 Verhältnisprävention

Die Verhältnisprävention beschreibt im Gegensatz zur vorher genannten Verhaltensprävention Maßnahmen, die auf die Verbesserung der Lebens- und Arbeitsbedingungen der Menschen abzielen. Im Kontext der Betrieblichen Gesundheitsförderung werden hier Maßnahmen der gesundheitsgerechten Gestaltung von Arbeitsplätzen und Arbeitsabläufen zur Vermeidung oder Verminderung des Risikos von **Fehlbelastungen** verstanden.

✱ Lesetipps | **Websites**

Bewertungskriterien für **Screening-Programme des NSC**. Im Internet unter: *https://www.gov.uk/government/publications/evidence-review-criteria-national-screening-programmes/criteria-for-appraising-the-viability-effectiveness-and-appropriateness-of-a-screening-programme*

Website der **Choosing Wisely Initiative des ABIM**. Im Internet unter: *http://www.choosingwisely.org/*

Vorstellung des Grundkonzepts **Choosing Wisely** anhand eines Videos von James McCormack (sehens- und hörenswert!). Im Internet unter: *https://www.youtube.com/watch?v=FqQ-JuRDkl8*

2.4.2 Gesundheitsförderung

Während sich Prävention mit der Verhinderung von Krankheiten oder deren Folgen befasst, richtet das Konzept der Gesundheitsförderung seinen Blick auf die Frage, durch welche Ressourcen und Potenziale Gesundheit erhalten werden kann. Dies soll zum einen durch Verhaltensänderungen von Individuen und auch Gruppen, zum anderen durch Beeinflussung sozialer, ökonomischer und ökologischer Rahmenbedingungen bewerkstelligt werden.

2.4.2.1 Die Ottawa-Charta

Das Konzept der Gesundheitsförderung wurde 1986 von der WHO auf der ersten internationalen Konferenz zur Gesundheitsförderung in Ottawa in der sogenannten Ottawa-Charta zusammengefasst. Sie beschreibt sowohl die Handlungsstrategien als auch die Handlungsfelder der Gesundheitsförderung.

Die **Handlungsstrategien** der Ottawa-Charta lauten:

- anwaltschaftliches Eintreten für Gesundheit (*advocate*) durch Beeinflussung politischer, ökonomischer, sozialer, kultureller, biologischer sowie Umwelt- und Verhaltensfaktoren
- Befähigung/**Empowerment** (*enable*) durch Kontrolle über eigene Gesundheitsbelange, Gesundheitsbildung (*health care literacy*) und Zugang zu Informationen
- Vermittlung und Vernetzung (*mediate*) durch Kooperation der Akteure innerhalb (Krankenhäuser, Arztpraxen etc.) und außerhalb (z. B. Arbeitgeber, Vereine) des Gesundheitswesens

Die fünf vorrangigen **Handlungsfelder** zur Umsetzung dieser Strategie sind:

- die Entwicklung einer gesundheitsfördernden Gesamtpolitik
- die Schaffung gesundheitsfördernder Lebenswelten
- die Durchführung gesundheitsbezogener Gemeinschaftsaktionen
- die Entwicklung persönlicher Kompetenzen
- die Neuorientierung der Gesundheitsdienste

2.4.2.2 Salutogenese vs. Pathogenese

Das Konzept der Gesundheitsförderung war mit dem bislang verwendeten Konzept der Pathogenese nicht kompatibel. Als Gegenpol zum pathogenetischen Ansatz, der auf die Verhinderung oder Behandlung von Krankheiten zur Wiederherstellung von Gesundheit abzielt, prägte der Medizinsoziologe **Aaron Antonowsky** den Begriff der Salutogenese. Auslöser seiner Überlegungen waren Untersuchungen an Patientinnen, die während der Zeit des Nationalsozialismus in Konzentrationslagern inhaftiert waren, zu einem erheblichen Teil aber Jahre später als körperlich und psychisch gesund eingestuft werden konnten. *Antonowsky* unterstellte die Existenz von generalisierten **Widerstandsressourcen**, die Individuen zur Bewältigung belastender Situationen befähigen. Sein Konzept der Salutogenese fragt nicht, welche Faktoren Krankheit verhindern, sondern zielt auf die Frage ab, welche Faktoren durch Stärkung dieser Widerstandsressourcen Gesundheit entstehen lassen.

Zentrales Element der Antwort *Antonowskys* auf die Frage nach stärkenden Faktoren für die Widerstandsfähigkeit eines Menschen ist das sogenannte **Kohärenzgefühl**, das aus der subjektiven Wahrnehmung folgender drei Aspekten entsteht:

- die Fähigkeit, Zusammenhänge des Lebens zu verstehen (Verstehbarkeit)
- die Überzeugung, das eigene Leben gestalten zu können (Handhabbarkeit)
- der Glaube, dass das Leben einen Sinn hat (Sinnhaftigkeit)

Dies lässt sich anhand seiner **Flussmethapher** beschreiben:

> ✱ Wissen | **Rettungsschwimmer oder Schwimmlehrer?**
>
> *Antonowsky* beschreibt das Leben als einen Fluss, in dem die Menschen schwimmen. Dieser Fluss fließt an einigen Stellen ruhig, hat an anderen Stellen jedoch auch Stromschnellen, Untiefen und ist verschmutzt.
>
> Der pathogenetisch orientierte Arzt wäre nach *Antonowsky* ein Rettungsschwimmer, der den Patienten an einer gefährlichen Stelle des Flusses versucht aus dem Wasser zu ziehen, um ihn vor dem Ertrinken zu retten.

Der salutogenetisch orientierte Arzt hingegen wäre ein Schwimmlehrer, der versucht, den im Fluss schwimmenden Menschen zu einem guten Schwimmer auszubilden, der die im Leben nun einmal auftretenden Risiken und Unwägbarkeiten besser meistern kann. Die Fähigkeit, in diesem Fluss überhaupt schwimmen zu können, ist das Kohärenzgefühl.

Während die Prävention somit eindeutig dem pathogenetischen Ansatz zuzurechnen ist, ist die Gesundheitsförderung salutogenetisch orientiert.

2.4.2.3 Der Setting-Ansatz

Basierend auf der Strategie der Ottawa-Charta, Personen zur Kontrolle über eigene Gesundheitsbelange zu befähigen, verbunden mit den Zielen der Schaffung gesundheitsfördernder Lebenswelten und der Durchführung gesundheitsbezogener Gemeinschaftsaktionen, wurde der sogenannte Setting-Ansatz (gelegentlich auch als **Lebenswelten-Ansatz** bezeichnet) als zentraler Ansatzpunkt zur Etablierung gesundheitsfördernder Maßnahmen definiert. Dies findet im abschließenden Aufruf der Ottawa-Charta folgenden Ausdruck:

✱ Wissen | **sich um sich selbst und andere sorgen**

Gesundheit wird von Menschen in ihrer alltäglichen Umwelt geschaffen und gelebt: dort, wo sie spielen, lernen, arbeiten und lieben.

Gesundheit entsteht dadurch, dass man sich um sich selbst und für andere sorgt, dass man in die Lage versetzt ist, selber Entscheidungen zu fällen und eine Kontrolle über die eigenen Lebensumstände auszuüben sowie dadurch, dass die Gesellschaft, in der man lebt, Bedingungen herstellt, die all ihren Bürgern Gesundheit ermöglichen.

Ein Setting ist ein Ort oder ein soziales Gefüge, in dem Gesundheit geschaffen und gelebt wird. Dieser Ansatz trägt der Erkenntnis Rechnung, dass Gesundheitsverhalten das Ergebnis sozialer Interaktion in einem gewissen Setting ist und somit Veränderungen in der Lebenswelt einen bedeutenden Einfluss auf das Individuum haben können. Die WHO hat verschiedene Setting-Konzepte entwickelt, beispielsweise für Schulen, Krankenhäuser oder Städte. Der Setting-Ansatz ist ebenfalls Grundlage der Betrieblichen Gesundheitsförderung, da die Arbeitsstätte ebenfalls als Setting betrachtet werden kann und einen Einfluss auf das Gesundheitsverhalten der Menschen hat. Ein wesentliches aus der Ottawa-Charta abgeleitetes Element des Setting-Ansatzes ist die Befähigung der Handelnden. Dies wird durch eine Kombination von Verhaltensprävention (siehe → Kapitel 2.4.1.6) und Verhältnisprävention (siehe → Kapitel 2.4.1.7), das Angebot der Beteiligung am gesamten Prozess (**Partizipation**) und die Vernetzung der Akteure inkl. des Erfahrungsaustausches erreicht und durch Schaffung **gesundheitsfördernder Strukturen** nachhaltig verankert.

Wichtige Akteure in Deutschland sind staatliche Institutionen auf Bundes-, Landes- oder Kommunalebene (z. B. Gesundheitsämter), Krankenkassen, Einrichtungen der Kinderbetreuung, Schulen, Hochschulen, Firmen, Selbsthilfeorganisationen oder auch Vereine.

2.4.2.4 Betriebliche Gesundheitsförderung (BGF)

Im Rahmen des Settings Arbeitswelt existiert eine Vielzahl an gesetzlich vorgeschriebenen und freiwillig einführbaren Elementen zur Gestaltung des Arbeitsplatzes und der Arbeitsumgebung. Dies sind:

- der Arbeits- und Gesundheitsschutz (Betrieblicher Gesundheitsschutz)
- die Betriebliche Gesundheitsförderung (BGF)
- die Personal- und Unternehmensentwicklung

Der seit vielen Jahren gesetzlich eingeforderte und verbindlich geregelte **Arbeits- und Gesundheitsschutz** soll die arbeitsbedingten Gefahren von Mitarbeitenden, wie Arbeitsunfälle und Berufskrankheiten, durch vorgeschriebene Instrumente reduzieren. Hierzu zählen insbesondere verhaltens- und verhältnispräventive Maßnahmen wie:

- arbeitsmedizinische Pflicht- und Angebotsuntersuchungen durch den Betriebsmedizinischen Dienst des Arbeitgebers
- Arbeitsplatzbegehungen durch den Betriebsmedizinischen Dienst und/oder Fachkräfte für Arbeitssicherheit
- Gefährdungsbeurteilungen für Arbeitsplätze und Tätigkeiten mit nachfolgend abgeleiteten Präventionsmaßnahmen

Die **Betriebliche Gesundheitsförderung (BGF)** bezeichnet eine Handlungsstrategie, die darauf abzielt, Gesundheitsressourcen in einem Betrieb aufzubauen. Grundlage der BGF ist in der EU die „Luxemburger Deklaration zur betrieblichen Gesundheitsförderung in der Europäischen Union" aus dem Jahr 1997. Sie definiert BGF wie folgt:

✱ Wissen | **Gesundheit und Wohlbefinden am Arbeitsplatz**

Betriebliche Gesundheitsförderung (BGF) umfasst alle gemeinsamen Maßnahmen von Arbeitgebern, Arbeitnehmern und Gesellschaft zur Verbesserung von Gesundheit und Wohlbefinden am Arbeitsplatz.

Dies kann durch eine Verknüpfung folgender Ansätze erreicht werden:

- Verbesserung der Arbeitsorganisation und der Arbeitsbedingungen
- Förderung einer aktiven Mitarbeiterbeteiligung
- Stärkung persönlicher Kompetenzen

Beispiele für Maßnahmen der Betrieblichen Gesundheitsförderung können je nach Setting sein:

- Verbesserung der Arbeitsorganisation,
  z. B. durch Flexibilisierung der Arbeitszeiten
- Verbesserung der Arbeitsumgebung,
  z. B. durch Bereitstellung gesunder Kantinenkost
- Motivation der Beschäftigten zur Teilnahme an gesundheitsfördernden Aktivitäten,
  z. B. aktive Mittagspause mit Bewegungsangebot
- Anregung persönlicher Entwicklung,
  z. B. durch Teilnahme an Rauchentwöhnung oder Stressbewältigungsseminar

Wie an den oben genannten Beispielen deutlich wird, besteht bei Maßnahmen der Betrieblichen Gesundheitsförderung eine hohe Schnittmenge mit Maßnahmen der **Personal- und Unternehmensentwicklung**. Beide Handlungsfelder wiederum erfordern eine auf Vertrauen und Wertschätzung basierende Unternehmenskultur, um Wirkung entfalten zu können.

2.4.2.5 Betriebliches Gesundheitsmanagement (BGM)

Betriebliches Gesundheitsmanagement (BGM) beschreibt den systemischen Managementansatz, alle Aktivitäten, die das Wohlbefinden der Mitarbeitenden erhalten und fördern, in die Unternehmensstruktur zu integrieren und Gesundheitsförderung zu einer Führungsaufgabe auszubauen. BGM beinhaltet somit Elemente des Arbeits- und Gesundheitsschutzes, der Betrieblichen Gesundheitsförderung und der Arbeitsorganisation, aber auch Elemente der systematischen Überprüfung der Wirksamkeit und Wirtschaftlichkeit, z. B. durch Integration des Fehlzeitenmanagements und des Betrieblichen Eingliederungsmanagements zum Wohl und zur Zufriedenheit der Mitarbeiter und des Unternehmens.

Die wesentlichen Gründe, ein BGM als **strategische Führungsaufgabe** in ein Unternehmen zu integrieren, liegen im Wesentlichen in folgenden Herausforderungen, die sich teilweise in den kommenden Jahren noch verschärfen:

- Fachkräftemangel
- demographischer Wandel
- veränderte Arbeitsbedingungen durch Globalisierung und Digitalisierung
- veränderte Anspruchshaltung von Arbeitnehmern

Durch die derzeit in vielen Bereichen gute wirtschaftliche Situation herrscht in zahlreichen Berufen, nicht zuletzt im Gesundheitswesen, ein **Fachkräftemangel**. BGM kann somit einen Beitrag zur Bindung vorhandenen Personals leisten, da sowohl vorübergehende als auch dauerhafte Arbeitsausfälle den teilweise bestehenden Fachkräftemangel noch verschärfen.

Durch den demographischen Wandel steigt in vielen Bereichen das durchschnittliche Alter der Erwerbstätigen an. Durch Einsatz eines BGM kann insbesondere bei den älteren Erwerbstätigen die Leistungsfähigkeit erhalten werden.

Die Arbeitsbedingungen haben sich unter anderem durch **Globalisierung** und **Digitalisierung** in den letzten Jahren radikal verändert. Dies verlangt in immer komplexeren Arbeitsumgebungen zunehmend Flexibilität und kontinuierliche Lernbereitschaft von Arbeitnehmern. Diesen Veränderungen muss durch strukturierte Maßnahmen begegnet werden, um steigende Belastungen ausgleichen zu können.

Gleichzeitig zu steigenden Anforderungen der Arbeitswelt an Arbeitnehmer haben sich umgekehrt auch deren Ansprüche deutlich erhöht. Während die Loyalität zu Unternehmen im Vergleich zu früheren Generationen sinkt, bekommen Aspekte wie die Vereinbarkeit von Familie und Beruf, die **Work-Life-Balance** und der Anspruch an ein positives Betriebsklima einen deutlich höheren Stellenwert eingeräumt. Ein BGM kann somit, insbesondere bei Fachkräftemangel, als Differenzierungsmerkmal im Wettbewerb um die besten Arbeitskräfte eingesetzt werden.

* Lesetipps | **Websites**

Autorisierte deutsche Übersetzung der **Ottawa-Charta der WHO**. Im Internet unter: *http://www.euro.who.int/__data/assets/pdf_file/0006/129534/Ottawa_Charter_G.pdf?ua=1*

Luxemburger Deklaration zur betrieblichen Gesundheitsförderung in der Europäischen Union.
Im Internet unter: *http://www.bkk-dachverband.de/fileadmin/publikationen/luxemburger_deklaration/Luxemburger_Deklaration.pdf*

2.5 Disease-Management-Programme (DMP)

Disease-Management-Programme (DMP) haben ihren Ursprung in den USA und bezeichnen strukturierte Behandlungsprogramme für Patienten mit chronischen Erkrankungen nach den Grundsätzen der EbM. Nach Definition der Disease Management Association of America (DMAA) ist ein DMP „ein System koordinierter Gesundheitsversorgungsmaßnahmen und Informationen für Patientenpopulationen mit Krankheitsbildern, bei denen eine aktive Beteiligung der Patienten an der Behandlung zu substanziellen Effekten führen kann."

Disease-Management-Programme sollen nach dieser Definition die Arzt-Patienten-Beziehung unterstützen und die Wichtigkeit der Verhinderung von Krankheitsverschlechterungen und Komplikationen betonen. Dies soll durch die Verwendung evidenzbasierter Behandlungsleitlinien und Strategien zum **Empowerment** der Patienten erfolgen. Im Rahmen der Durchführung von DMPs sollen die klinischen, humanitären und ökonomischen

Behandlungsergebnisse mit dem Ziel der Gesamtverbesserung der Gesundheitslage fortlaufend überprüft werden.

2.5.1 Gründe für die Einführung von DMPs

Ein hoher Anteil der Patienten im deutschen Gesundheitssystem leidet an chronischen Erkrankungen. Da das Gesundheitssystem primär auf eine **Akutversorgung** ausgerichtet war und langzeitpräventive Maßnahmen sowie intersektorale Kooperation bei der Behandlung von Patienten keinen ausreichenden Stellenwert erhielten, kam es einerseits häufig zur deutlichen Verschlimmerung (**Exazerbationen**) chronischer Erkrankungen einhergehend mit vermeidbaren medizinischen Komplikationen. Andererseits führten diese Exazerbationen auch zu immensen Kostensteigerungen durch ineffiziente Nutzung vorhandener Ressourcen. Ziele der Einführung von DMPs in Deutschland waren somit eine optimierte **Langzeitversorgung** chronisch kranker Menschen bei gleichzeitiger Optimierung des Ressourceneinsatzes.

Dies sollte im Wesentlichen gelingen durch:

- spezielle Berücksichtigung langzeitpräventiver Effekte
- Empowerment des Patienten durch umfassende Information über seine Erkrankung
- gut abgestimmte Behandlung der verschiedenen Akteure (z. B. Hausarzt, Facharzt, Krankenhäuser, Reha-Einrichtungen)
- explizite Berücksichtigung evidenzbasierter medizinischer Leitlinien

Möglichkeiten der optimierten Behandlung chronisch kranker Menschen bestehen beispielsweise durch den Einsatz von:

- Informationsbroschüren über die Erkrankung
- telefonische Beratungsangebote der Krankenversicherungen
- Erinnerungssysteme (Reminder) an notwendige Arztbesuche
- Patientenschulungen zum besseren Umgang mit der eigenen Erkrankung

2.5.2 Voraussetzungen zur Etablierung eines DMPs

Die Einführung von DMP wurde im Jahr 2001 durch das Gesetz zur Reform des Risikostrukturausgleichs in der **gesetzlichen Krankenversicherung** ermöglicht. Somit konnten DMPs im Rahmen der Versorgung von Patienten der Gesetzlichen Krankenversicherung mittels des zwischen den Krankenkassen stattfindenden **Risikostrukturausgleichs (RSA)** berücksichtigt werden. Neben diesen RSA-DMPs ist auch die Entwicklung freier DMPs, beispielsweise für privat versicherte Patienten, möglich, hat aber bislang im Gesundheitswesen keinen derartigen Stellenwert wie RSA-DMPs. Durch Kopplung der DMPs an den sogenannten Risikostrukturausgleich wurden Krankenkassen als Initiatoren von DMPs durch einen erheblichen finanziellen Anreiz dazu motiviert, mit den zuständigen Kassenärztlichen Vereinigungen unter Prüfung durch das hierfür erweiterte **Bundesversicherungsamt** Verträge zu DMPs abzuschließen. Aufgrund der föderalen Struktur des Gesundheitssystems bedeutete dies allerdings für Krankenkassen, ggf. mit allen 17 **Kassenärztlichen Vereinigungen** separate Verträge abzuschließen. Nach Abschluss eines Vertrages zwischen einer Krankenkasse und der Kassenärztlichen Vereinigung im Geltungsbereich des niedergelassenen Arztes kann dieser Arzt Patienten in das genehmigte DMP aufnehmen. Da sowohl die Aufnahme durch den behandelnden Arzt als auch die Erklärung der Teilnahme auf freiwilliger Basis geschehen, wurde die DMP-Teilnahme für Behandelnde und Patienten ebenfalls finanziell bzw. durch Bonusprogramme mit den in → Kapitel 2.5.1 genannten Möglichkeiten unterstützt.

Um die in → Kapitel 2.5.1 genannten Ziele zu erreichen, bedurfte es hinsichtlich der Auswahl der geeigneten Erkrankungen und der administrativen Rahmenbedingungen gewisser Voraussetzungen, die im Folgenden beschrieben werden.

2.5.2.1 Administrative Voraussetzungen

Die Anforderungen an DMPs beinhalten nach § 137 Abs 1. SGB V folgende Aspekte:

[1] Behandlung nach dem aktuellen Stand der medizinischen Wissenschaft unter Berücksichtigung von evidenzbasierten Leitlinien oder nach der jeweils besten, verfügbaren Evidenz sowie unter Berücksichtigung des jeweiligen Versorgungssektors,

[2] durchzuführende Qualitätssicherungsmaßnahmen unter Berücksichtigung der Ergebnisse nach § 137a Absatz 3 SGB V,

[3] Voraussetzungen für die Einschreibung des Versicherten in ein Programm,

[4] Schulungen der Leistungserbringer und der Versicherten,

[5] Dokumentation einschließlich der für die Durchführung der Programme erforderlichen personenbezogenen Daten und deren Aufbewahrungsfristen,
[6] Bewertung der Auswirkungen der Versorgung in den Programmen (Evaluation).

Seit 1. Januar 2012 erlässt der **Gemeinsame Bundesausschuss (G-BA)** die für jedes RSA-DMP der Gesetzlichen Krankenkassen erforderlichen Richtlinien.

2.5.2.2 Medizinische Voraussetzungen

Die medizinischen Voraussetzungen zur Auswahl einer Erkrankung für die Erstellung von DMP ist in § 137f Abs. 1 SGB V geregelt. Demnach sollen bei der Auswahl von Erkrankungen folgende Kriterien berücksichtigt werden:

[1] Zahl der von der Krankheit betroffenen Versicherten,
[2] Möglichkeiten zur Verbesserung der Qualität der Versorgung,
[3] Verfügbarkeit von evidenzbasierten Leitlinien,
[4] sektorenübergreifender Behandlungsbedarf,
[5] Beeinflussbarkeit des Krankheitsverlaufs durch Eigeninitiative des Versicherten und
[6] hoher finanzieller Aufwand der Behandlung.

Somit wurde bei der Auswahl geeigneter Erkrankungen auf chronische Erkrankungen mit hoher Prävalenz fokussiert, in denen zum einen ein hohes Optimierungspotenzial durch **Empowerment** vermutet wurde und zum anderen ein intersektoraler Behandlungsbedarf, der beispielsweise entsteht, wenn ein beim Hausarzt in Behandlung befindlicher Patient aufgrund einer Komplikation der Erkrankung sich in stationäre Behandlung begeben muss. DMPs sollen hier insbesondere den über die Krankenkassen organisierten **Informationsaustausch** unter den Beteiligten gewährleisten, da im üblichen Behandlungsablauf ein Hausarzt die stationäre Einweisung des Patienten nicht regelhaft, sondern allenfalls zufällig oder auf Initiative des Patienten erfährt.

2.5.3 Bisher eingeführte DMPs in Deutschland

Aktuell gibt es für folgende Indikationen DMP:

- Brustkrebs
  (seit Juli 2002)
- Diabetes mellitus Typ 2
  (seit Juli 2002)
- Koronare Herzkrankheit (KHK)
  (seit Mai 2003)
- Diabetes mellitus Typ 1
  (seit März 2004)
- Chronisch obstruktive Atemwegserkrankungen (COPD)
  (seit Januar 2005)
- Asthma bronchiale
  (seit Januar 2005)

Während nahezu alle DMPs die Behandlung chronisch kranker Erwachsener betreffen, gibt es für das DMP Asthma bronchiale auch eine Version zur Versorgung von Kindern, da Asthma bronchiale, wie in → Kapitel 3.7 beschrieben, die häufigste chronische Erkrankung im Kindesalter mit einer Prävalenz von ca. 10 % darstellt.

Die Einführung weiterer DMPs zu folgenden Indikationen ist derzeit in Diskussion:

- Rückenschmerz
- Osteoporose
- Chronische Herzinsuffizienz
- Rheumatoide Arthritis
- Depressionen

2.5.4 DMPs – ein Erfolgsmodell?

Die Einführung der DMPs war sowohl mit hohen administrativen Anlaufschwierigkeiten als auch mit methodischen Schwächen verbunden. So war der bürokratische Aufwand durch Zwischenschaltung des Bundesversicherungsamtes und eine papierbasierte Dokumentation, die erst 2005 durch eine teilweise **elektronische Datenübermittlung** abgelöst wurde, immens. Gleichzeitig wurde die Ausgangslage der Versorgung vor DMP-Einführung offenbar unzureichend evaluiert, was die Bewertung von DMPs erschwert bzw. die Aussagekraft der Evaluation stark einschränkt. Durch die föderalen Strukturen und Einzelprogramme der Krankenkassen kamen für eine Indikation unterschiedliche Verträge zustande, die von behandelnden Ärzten in Abhängigkeit der zugehörigen Krankenkasse des Patienten berücksichtigt werden müssen. So gab es im Jahr 2011 nahezu 11.000 verschiedene DMP-Verträge, zum Jahresende 2015 waren 6,6 Millionen Patienten in einem oder mehreren DMPs, wie in → Tabelle 8 angegeben, eingeschrieben.

Indikation	zugelassene DMPs	Teilnahmen an DMPs
Asthma bronchiale	1.684	884.109
Brustkrebs	1.620	111.315
COPD	1.695	712.709
Diabetes mellitus Typ 1	1.565	183.173
Diabetes mellitus Typ 2	1.723	4.042.844
KHK	1.679	1.788.605
insgesamt	9.966	7.722.755

Tab. 8: Teilnehmer an DMPs, Stand 31.12.2015
Quelle: Bundesversicherungsamt

Positive Effekte nach Einführung eines DMP haben eine deutliche zeitliche Verzögerung, da zum einen bislang wenige systematische Untersuchungen vorliegen, zum anderen positive Effekte in der Langzeitversorgung erst nach einiger Zeit und nicht unmittelbar nach Einschreibung in das DMP vorliegen. Bezüglich der Indikation Diabetes mellitus Typ 2 liegen jedoch Untersuchungen wie die **ELSID-Studie** vor. Im Rahmen der dreijährigen Studie, die am 1. Januar 2006 startete, wurden 2.300 in ein DMP eingeschlossene Patienten mit 8.779 Patienten ohne DMP-Teilnahme beobachtet. Die Gesamtsterblichkeit in der DMP-Gruppe war mit 8,87 % deutlich geringer als in der Nicht-DMP-Gruppe mit 14,99 %. Da es sich um eine beobachtende Untersuchung ohne Zuteilung der Patienten in Behandlungsgruppen handelt, kann ein kausaler Zusammenhang nicht sicher angenommen werden. Ein möglicher **Confounder** besteht in dem potenziell grundsätzlich unterschiedlichen Gesundheitsverhalten, da allen Patienten die DMP-Teilnahme zum Zeitpunkt des Studienbeginns möglich gewesen wäre und Patientengruppen mit hoher **Compliance** und Gesundheitsbildung überproportional häufig an DMPs teilgenommen haben könnten. Dennoch sind die Zahlen im Sinn einer Hypothesenbildung für dieses Krankheitsbild ermutigend. Im Qualitätssicherungsbericht der KV Nordrhein wird für die Teilnehmer an DMPs in der gleichen Indikation im Zeitraum 2003–2013 ebenfalls ein deutlicher Rückgang von Folgekomplikationen wie Amputationen, Erblindungen oder Nierenfunktionsausfall mit Notwendigkeit eines Nierenersatzverfahrens (Dialyse) beschrieben. Evaluationen wie die ELSID-Studie und andere Untersuchungen zeigen zudem einen moderaten bis deutlichen Rückgang der Behandlungskosten, im Wesentlichen verursacht durch die Reduktion stationärer Aufnahmen, und eine höhere Rate **leitlinienkonformer Behandlungen**. Bei aller Kritik an der Art der Einführung dieses Instrumentes geben die bisherigen Evaluationsdaten somit einen verhaltenen aber positiven Ausblick.

* Lesetipps | **Websites**

Themenseite des **Gemeinsamen Bundesausschusses zu seinen Aufgaben im Rahmen der Erstellung neuer DMPs mit entsprechenden Rechtsgrundlagen und Entscheidungen**. Im Internet unter: *https://www.g-ba.de/institution/themenschwerpunkte/dmp/*

Abschlussbericht der ELSID-Studie der Abteilung Allgemeinmedizin und Versorgungsforschung des Universitätsklinikums Heidelberg. Im Internet unter:
http://www.aok-gesundheitspartner.de/imperia/md/gpp/bund/dmp/evaluation/elsid/dmp_elsid_abschlussbericht_2012.pdf

Qualitätssicherungsbericht 2013 der KV Nordrhein. Im Internet unter: *https://www.kvno.de/downloads/quali/qualbe_dmp13.pdf*

2.6 Palliativmedizin/Palliative Care

Der Begriff Palliativmedizin leitet sich vom lateinischen Wort *pallium* (Mantel) bzw. *palliare* (mit einem Mantel umhüllen) ab und bedeutet in der Medizin eine auf Linderung der Beschwerden ausgerichtete Behandlung lebensbedrohlich erkrankter Patienten. Sie geht dabei über eine reine medizinische **Palliation** (Linderung der Beschwerden) hinaus, fokussiert ganzheitlich auf die Lebensqualität des Patienten und ist so gemeinsam mit der Palliativpflege und der Hospizarbeit eine tragende Säule des Konzeptes der Palliative Care.

Palliative Care nach Definition der WHO aus dem Jahr 1990 ist „die aktive, ganzheitliche Behandlung von Patienten mit einer progredienten (voranschreitenden), weit fortgeschrittenen Erkrankung und einer begrenzten Lebenserwartung zu der Zeit, in der die Erkrankung nicht mehr auf eine kurative Behandlung anspricht und die Beherrschung von Schmerzen, anderen Krankheitsbeschwerden, psychologischen, sozialen und spirituellen Problemen höchste Priorität besitzt." Dies wurde im Jahr 2002 von der WHO wie folgt ergänzt: „Palliativmedizin ist auch ein Ansatz zur Verbesserung der Lebensqualität von Patienten und ihren Angehörigen, die mit Problemen konfrontiert sind, die mit einer lebensbedrohlichen Erkrankung einhergehen, und zwar durch Vorbeugen und Lindern von Leiden, durch frühzeitiges Erkennen, Einschätzung und Behandlung von Schmerzen sowie anderen belastenden Beschwerden körperlicher, psychosozialer und spiritueller Art."

2.6.1 Die Geschichte der Palliativmedizin

2.6.1.1 Palliativmedizin in Antike und Mittelalter

In der antiken Medizin war die Palliativmedizin nicht existent. Die ärztliche Behandlung als unheilbar geltender Patienten wurde auch aufgrund damaliger Rechtsprechung abgelehnt. So legte beispielsweise der **Codex Hammurapi** drakonische Bestrafungen für Ärzte fest, wenn durch sie ein Patient zu Schaden kam. Im 16. Jahrhundert finden sich mit dem Konzept der **Cura palliativa** erste Vorläufer der heutigen Palliativmedizin. Aus dieser Zeit stammt die folgende französische Redewendung:

> ✱ Wissen
>
> **guerir – quelquefois, soulager – souvent, consoler – toujours (frz.):** heilen – manchmal, lindern – oft, trösten – immer.

2.6.1.2 Die Euthanasia medica

Im 19. Jahrhundert entwickelte sich die Sterbebegleitung in Form der „Euthanasia medica". Der Begriff der **Euthanasie**, abgeleitet aus den griechischen Worten *eu* (schön, gut) und *thanatos* (Tod), wurde im deutschen

Sprachgebrauch gemäß Eintrag im Brockhaus von 1930 definiert als „Todesbehagen, das Gefühl des Wohlseins beim Sterbenden, das vom Arzt, wenn er den Tod als unvermeidlich erkannt hat, durch Schmerzbetäubung und Anwendung narkotischer Mittel gefördert werden darf. Eine absichtliche Tötung zur Erlösung eines Schwerkranken mit narkotischen Mitteln, auch bei unvermeidlichem Tode, wird bestraft." Durch **Rassenhygiene** und Eugenik zu Zeiten des Nationalsozialismus wurde diese, auch heute im englischen Sprachgebrauch noch übliche Bezeichnung radikal umgedeutet und pervertiert. So findet sich im Brockhaus aus dem Jahr 1934 unter dem Stichwort *Euthanasie* bereits folgende Definition:

„Sterbehilfe, grch. Euthanasie, die Abkürzung lebensunwerten Lebens, entweder im Sinn der Abkürzung von Qualen bei einer unheilbaren langwierigen Krankheit, also zum Wohle des Kranken, oder im Sinn der Tötung z. B. idiotischer Kinder, also zugunsten der Allgemeinheit."[3]

Durch die Umdeutung zu Zeiten des Nationalsozialismus ist der Begriff der Euthanasie heute im deutschen Sprachraum nicht mehr präsent. Der in → Kapitel 2.6.4 weiter erläuterte Begriff der **Sterbehilfe** ist hierdurch ebenfalls historisch belastet.

Das Konzept der Euthanasia medica geriet nicht nur durch ideologische Zweckentfremdung, sondern auch durch die Erfolge der kurativen Medizin (→ Kapitel 1.2) wieder in den Hintergrund der Bemühungen.

2.6.1.3 Palliative Care nach Cicely Saunders

Im Jahr 1967 schuf die britische Krankenschwester, Ärztin und Sozialarbeiterin **Cicely Saunders** mit dem St. Christopher's Hospice in London die Keimzelle der heutigen Hospizbewegung. Inspiriert vom St. Christopher's Hospice wurde in Deutschland im Jahr 1983 am Universitätsklinikum Köln die erste Palliativstation mit fünf Betten eröffnet. Weitere Meilensteine in der Entwicklung der Palliative Care in Deutschland waren die Gründung der Deutschen Gesellschaft für Palliativmedizin im Jahr 1994, die Einrichtung des ersten Stiftungslehrstuhls für Palliativmedizin an der Universität Bonn im Jahr 1999 sowie die Einführung der ärztlichen Zusatzweiterbildung Palliativmedizin im Jahr 2003. Als spezielles, den Grundsätzen der

[3] Textstellen des Brockhaus zitiert aus Klaus-Peter Drechsel: Beurteilt, Vermessen, Ermordet. Praxis der Euthanasie bis zum Ende des deutschen Faschismus. Dissertation, Duisburg 1993, ISBN 3-927388-37-8

Palliative Care folgendes Behandlungskonzept wurde im Jahr 2007 die **Spezialisierte ambulante palliativmedizinische Versorgung (SAPV)** nach § 37b SGB V Pflichtleistung im GKV-Leistungskatalog. Im Jahr 2010 wurde die Charta zur Betreuung schwerstkranker und sterbender Menschen in Deutschland verabschiedet.

Nach Angaben des Deutschen Hospiz- und Palliativverbandes e. V. hat sich die Zahl der Palliativstationen und Hospize in den letzten 10 Jahren mehr als verdreifacht: Existierten im Jahr 1996 nur 28 Palliativstationen/-einheiten und 30 Hospize in Deutschland, liegt die Zahl im April 2016 bei 304 Palliativstationen/-einheiten und 235 Hospizen (davon 14 für Kinder und Jugendliche).

2.6.2 Grundannahmen der Palliative Care

Das heutige Konzept der Palliative Care wurde von *Cicely Saunders* im Jahr 1977 durch folgende **13 Grundsätze**, sinngemäß übersetzt, beschrieben:

[1] Die Behandlung des Patienten findet in unterschiedlicher Umgebung (z. B. stationär, zu Hause, im Hospiz oder Pflegeheim) statt. Es gilt der Grundsatz „high person, low technology". Das Menschliche tritt in den Vordergrund, das technisch Machbare in den Hintergrund. Ziel der Therapie ist die Lebensqualität des Patienten.

[2] Das Management erfolgt durch ein erfahrenes, professionelles, multidisziplinäres Team.

[3] Die Kontrolle allgemeiner Symptome, insbesondere der Schmerzen, erfolgt durch Spezialisten.

[4] Die Pflege erfolgt durch kompetentes, erfahrenes Pflegepersonal.

[5] Das Behandlungsteam wird von einem geeigneten Teammitglied geleitet.

[6] Die Bedürfnisse des Patienten und seiner Familie vor, während und nach der Behandlung werden als Ganzes betrachtet.

[7] Ehrenamtliche Mitarbeiter sind integraler Bestandteil des versorgenden Teams.

[8] Es erfolgt auf Wunsch des Patienten eine effektive Behandlung im häuslichen Umfeld des Patienten.

[9] Ein zentraler administrativer Ansprechpartner ist ständig erreichbar.

[10] Die Behandlung intergiert, sofern notwendig, auch eine anschließende Trauerbegleitung.

[11] Palliative Care beinhaltet Forschung, Dokumentation und Auswertung der Behandlungsergebnisse.

[12] Palliative Care beinhaltet Lehre durch Unterricht und Ausbildung von Ärzten, Pflegekräften, Sozialarbeitern und Seelsorgern.

[13] Palliative Care erfordert Engagement und Hingabe. Das Begleiten schmerzlicher Umstände erfordert eine gewisse Reife, Mitgefühl und Verständnis.

2.6.3 Schmerztherapie als Säule der Palliativmedizin

Wie in den Grundsätzen von *Cicely Saunders* in → Kapitel 2.6.2 beschrieben, ist die Behandlung der Schmerzen durch Spezialisten integraler Bestandteil der Palliativmedizin. Dies geschieht nach der in → Abbildung 6 dargestellten **3-Stufen-Therapie** der WHO, die ursprünglich zur Behandlung von **Tumorschmerzen** definiert wurde.

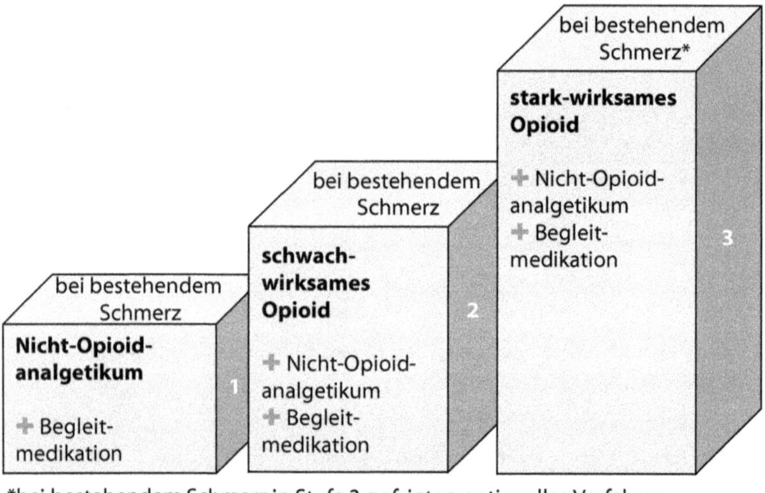

Abb. 6: Das WHO-Konzept der 3-Stufen-Therapie zur Schmerzbekämpfung

Neben Medikamenten in Tablettenform kann ein schmerzlinderndes Medikament (**Analgetikum**) auch über die Vene verabreicht werden. Neben kurzwirksamen Medikamenten gibt es insbesondere für die Therapie chronischer Schmerzen **Retardpräparate**, die den schmerzlindernden Wirkstoff verzögert und kontinuierlich abgeben, sodass nicht permanente Schmerzmittelgaben erfolgen müssen, beispielsweise über **Schmerzpflaster**. Die bei einigen Patienten vorhandenen Bedenken durch den Gebrauch von opium-ähnlichen Substanzen abhängig zu werden, ist bei gewissenhaftem Gebrauch der Medikamente nicht zu befürchten, da das Ziel der Medikamente nicht das Erreichen eines Rauschzustandes, sondern das Erreichen der Schmerzfreiheit bzw. eines tolerablen Restschmerzes ist. Ebenso sind Bedenken, durch den Einsatz von stark wirksamen Schmerzmitteln das Leben der Patienten systematisch zu verkürzen, in aller Regel unbegründet. Durch die Anwendung starker Schmerzmittel zur Erreichung von Schmerzfreiheit wird im Gegenteil vielfach die Lebensqualität der Patienten gesteigert und durch den Erhalt des Lebenswillens und der Möglichkeit, ungehindert von Schmerzen zu atmen, das Leben sogar noch verlängert. Sofern die Schmerzmittel nach Stufe 3 der WHO-Stufentherapie nicht ausreichen, kann ein interventionelles Schmerzverfahren, wie beispielsweise ein auch in der Geburtshilfe eingesetzter **Peridualkatheter**, zur Anwendung kommen, um einzelne schmerzleitende Nerven zu betäuben. Der von vielen Menschen zum Ausdruck gebrachten Angst, am eigenen Lebensende unter stärksten Schmerzen leiden zu müssen, kann durch eine qualitativ hochwertige und in der Breite verfügbare Palliativmedizin wirksam begegnet werden.

2.6.4 Palliativmedizin contra Sterbehilfe?

Wie in → Kapitel 2.6.1.3 beschrieben, lehnt das Konzept der Palliative Care als lebensbejahender, den Tod aber akzeptierender Ansatz, lebensverkürzende Maßnahmen bewusst strikt ab. Im Zusammenhang mit dem Begriff Sterbehilfe existieren mehrere Begriffe, die gemäß einigen Umfragen vergangener Jahre auch von einem Teil der Ärzteschaft nicht eindeutig abgegrenzt werden konnten. Es ist zu unterscheiden zwischen:

- Aktive Sterbehilfe
- Indirekte Sterbehilfe
- Passive Sterbehilfe
- Assistierter Suizid

Die **Aktive Sterbehilfe** beschreibt die gezielte Herbeiführung des Todes durch Handeln aufgrund eines tatsächlichen oder mutmaßlichen Wunsches einer Person, also eine Tötung auf Verlangen. Dies ist in Deutschland gem. § 216 StGB verboten, in anderen europäischen Ländern wie Belgien oder Holland unter bestimmten Voraussetzungen jedoch erlaubt und straffrei.

Im Gegensatz dazu ist die **Indirekte Sterbehilfe** eine in Kauf genommene Beschleunigung des Todeseintritts als Nebenwirkung einer Medikamentengabe (z. B. in Folge einer Unterdrückung der Atmung durch Schmerzmittelgabe am Lebensende). Da der Todeseintritt nicht das Ziel der Maßnahme ist, ist diese Form der Sterbehilfe im Rahmen palliativmedizinischer Maßnahmen erlaubt.

Als **Passive Sterbehilfe** wird das Unterlassen der Einleitung oder die Reduktion bestehender eventuell lebensverlängernder Behandlungsmaßnahmen angesehen. Hierbei ist zum einen das Selbstbestimmungsrecht des Patienten zu berücksichtigen, zum anderen auch die medizinische Prognose. Auch eine von allen Experten im Konsens als medizinisch ausweglos eingeschätzte Situation rechtfertigt eine entsprechende Therapiebegrenzung und ist grundsätzlich erlaubt. Therapieeingrenzungen dieser Art äußern sich beispielsweise in sogenannten **DNR-Einträgen** in Patientenkurven, wobei die Abkürzung DNR für die englischen Worte „**D**o **N**ot **R**esucitate" steht, die sinngemäß übersetzt die Anweisung geben, im Falle eines Herzstillstandes bei dem Patienten keine Wiederbelebungsmaßnahmen mehr durchzuführen. Semantisch korrekt könnte der Begriff der passiven Sterbehilfe auch durch den Begriff des Sterbenlassens ersetzt werden.

Der **Assistierte Suizid**, beispielsweise durch Überlassung eines tödlich wirkenden Medikamentes zur Einnahme durch den Patienten, war bis zum Jahr 2015 in Deutschland nicht eindeutig geregelt. So stellte der Assistierte Suizid durch Mediziner nach Ansicht vieler Juristen zwar keine Aktive Sterbehilfe, aber zumindest eine unterlassene Hilfeleistung und einen Verstoß gegen die ärztliche Berufsordnung dar. Der Bundestag beschloss nach langer, fraktionsübergreifender Diskussion im November 2015, den gewerbsmäßig organisierten Assistierten Suizid gemäß des neu geschaffenen § 217 StGB unter Strafe zu stellen. Hingegen bleiben Angehörige oder andere dem Suizidwilligen nahestehende Personen, die nicht geschäftsmäßig handeln, straffrei.

* Lesetipps | **Literatur und Websites**

Charta zur Betreuung schwerstkranker und sterbender Menschen in Deutschland. Im Internet unter: *http://www.charta-zur-betreuung-sterbender.de/*

Patientenleitlinie Palliativmedizin im Leitlinienprogramm Onkologie der AWMF e. V., der Deutschen Krebsgesellschaft e. V. und der Stiftung Deutsche Krebshilfe. Im Internet unter: *http://leitlinienprogramm-onkologie.de/uploads/tx_sbdownloader/Patientenleitlinie_Palliativmedizin.pdf*

Stolberg, M. (2013): **Die Geschichte der Palliativmedizin.** Medizinische Sterbebegleitung von 1500 bis heute. Frankfurt am Main.

Deutscher Hospiz- und PalliativVerband e. V. (2016): **Stationäre Hospize für Erwachsene, stationäre Hospize für Kinder, Jugendliche und junge Erwachsene sowie Palliativstationen in Deutschland.** Daten zur Entwicklung und zum aktuellen Stand. Im Internet unter: *http://www.dhpv.de/tl_files/public/Service/statistik/20160411_Bericht_StatHospizePalliativ.pdf*

2.7 Alternativmedizin

Neben dem bisher beschriebenen Grundkonzept der aktuell mehrheitlich in der westlichen Welt praktizierten Medizin existieren weltweit verschiedene andere Theorien und Grundkonzepte medizinischer Versorgung, die als Alternativmedizin oder Komplementärmedizin bezeichnet werden. Aufgrund des hohen Verbreitungsgrades sollen zum einen die sogenannte **Traditionelle Chinesische Medizin (TCM)** in → Kapitel 2.7.1 und der insbesondere in Deutschland populäre Ansatz der **Homöopathie** in → Kapitel 2.7.2 beschrieben und anschließend in → Kapitel 2.7.3 einer kritischen Reflexion unterzogen werden.

Im Kontext der TCM wird die in Europa mehrheitlich praktizierte und bereits ausführlich beschriebene Medizin häufig als Westliche Medizin, im Vergleich mit der Homöopathie nach den Worten deren Begründers häufig als Schulmedizin bezeichnet. Beide Begriffe werden in den jeweiligen Kapiteln entsprechend zur Abgrenzung verwendet.

2.7.1 Traditionelle Chinesische Medizin (TCM)

Als Traditionelle Chinesische Medizin wird eine seit ca. 2000 Jahren praktizierte und weiterentwickelte Heilkunde aus China bezeichnet. Während der Begriff TCM im deutschen Sprachgebrauch etabliert ist, sprechen die Chinesen selbst von Chinesischer Medizin ohne den Zusatz „Traditionell".

2.7.1.1 Das Konzept des Qi

Die ideelle Grundlage der Traditionellen Chinesischen Medizin ist das **Qi**, ein dem Daoismus entspringender Begriff, der vielfältig übersetzt und interpretiert werden kann: Während Qi einerseits oft mit Energie oder (Lebens-)Kraft übersetzt wird, kann es andererseits auch Atem, Luft, Gas, Dampf, Hauch, Äther, Temperament, Kraft oder Atmosphäre bedeuten. Im Kontext der TCM besteht der menschliche Körper aus einem komplexen System von Qi-Strukturen, die miteinander in Verbindung stehen und bei Gesundheit ein dynamisches Gleichgewicht bilden. Ist dieses Gleichgewicht gestört, resultiert daraus Krankheit. Die Rolle des Arztes besteht darin, das Qi wieder in ein Gleichgewicht zu überführen und eine Qi-Schwäche oder einen Qi-Stau zu beseitigen. Da die TCM einen Bezug zu bestimmten Organen des Körpers herstellt, kann beispielsweise auch vom Herz-Qi oder Leber-Qi die Rede sein.

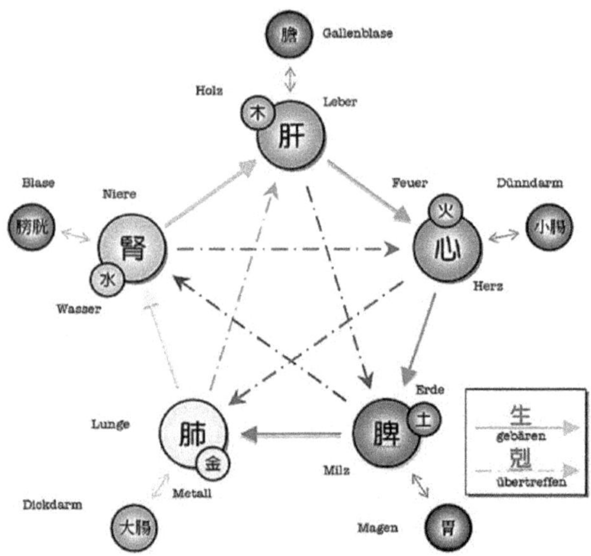

Abb. 7: Die Funktionskreise der TCM

Die **Qi-Dynamik** ist in den in → Abbildung 7 dargestellten Kreislauf eingebunden, der nach dem Muster von fünf Jahreszeiten verläuft.

Jede Station dieses Kreislaufs, auch **Funktionskreis** genannt, geht aus einem vorherigen hervor und in den nächsten über. Der menschliche Organismus besteht aus fünf Funktionskreisen, die den „Organen" Leber, Lunge, Herz, Milz und Nieren, den fünf Jahreszeiten und den fünf Elementen Holz, Feuer, Erde, Metall und Wasser zugeordnet sind. Der in der TCM verwendete Organbegriff ist nicht deckungsgleich mit dem Verständnis der benannten Organe in der westlichen Medizin.

Das Qi fließt nach dem Konzept der TCM auf **Leitbahnen**, im deutschen Sprachgebrauch oft als Meridiane bezeichnet, permanent durch den menschlichen Körper.

2.7.1.2 Anamnese und Diagnostik in der TCM

Ebenso wie in der westlichen Medizin legt die TCM einen großen Wert auf eine ausführliche Befragung des Patienten und seiner Beschwerden, um auf Erfahrungswissen aufbauend die Ursachen für die Beschwerden zu ergründen. Die Diagnostik der TCM fokussiert neben der Befragung, dem Geruch des Patienten und der akustischen Wahrnehmungen des Arztes im Wesentlichen auf zwei betrachtende Untersuchungen, die Pulsdiagnostik und die Zungendiagnostik:

Die **Pulsdiagnostik** geschieht durch Ertasten des Pulses an verschiedenen Körperstellen, der nach dem Konzept der TCM insgesamt 28 Pulsformen, die jeweils charakteristisch für bestimmte Beschwerden sind. Die **Zungendiagnostik** geschieht anhand der Größe der Zunge, Farbe des Zungenkörpers, Belag der Zunge und sonstige Besonderheiten.

Das Ertasten des Pulses (zur Bestimmung der Herzfrequenz) und die Untersuchung der Zunge (gemeinsam mit der Inspektion des Rachenraumes) ist auch in der westlichen Medizin ein gängiges Untersuchungsverfahren. Die Betonung dieser beiden betrachtenden Untersuchungstechniken oder gar eine Zuordnung pathologischer Pulsformen oder Veränderungen der Zunge zu bestimmten Organen oder Organsystemen scheint nach dem Verständnis der westlichen Medizin jedoch willkürlich. Bisher durchgeführte Studien zeigen keine Validität im Sinne der Evidenzbasierten Medizin für die beiden hier beschriebenen Verfahren.

2.7.1.3 Die 5 Säulen der TCM

Die Therapie im Rahmen der TCM besteht aus den in → Abbildung 8 dargestellten Säulen.

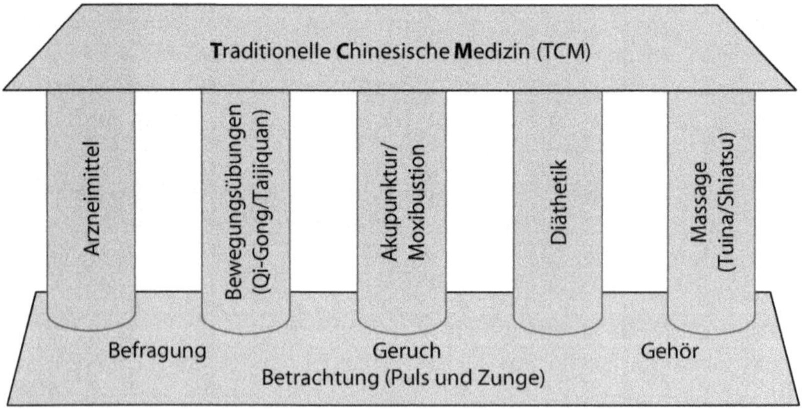

Abb. 8: Die 5 Säulen der Traditionellen Chinesischen Medizin

Die TCM kennt über 500 traditionelle Heilmittel, die überwiegend auf pflanzlicher Basis (**Phytotherapeutika**), zu einem gewissen Teil aber auch aus tierischen oder mineralischen Produkten bestehen. Die Arzneimittel der TCM werden nach den Eigenschaften Temperaturverhalten und Geschmack klassifiziert und auf Basis des hieraus gewonnenen Profils der Behandlung verschiedener Krankheitsbilder zugeordnet. Einige der eingesetzten Arzneimittel enthalten hochpotente Substanzen, die, falsch eingenommen, auch nach Ansicht der westlichen Medizin, schwere Schäden verursachen können. Einige Substanzen stehen sogar im Verdacht, auch bei sachgerechter Anwendung Schäden zu verursachen, z. B. schädlich für die Leber zu sein. Ebenso können Verunreinigungen bei der Herstellung der Arzneimittel (z. B. durch Schimmelpilzbildung) unerwünschte Nebenwirkungen verursachen. Insofern sollten an die Therapie mit Arzneimitteln der TCM die gleiche Sorgfalt und die gleichen Qualitätsansprüche wie an die Behandlung mit Arzneimitteln der westlichen Medizin gestellt werden.

Die Bewegungsübungen bestehen zum einen aus **Qi-Gong**, einer aus Kampfkünsten entwickelten chinesischen Bewegungsform zur Harmonisierung und Regulation des Qi-Flusses im Körper. Die Anwendung von Qi-Gong kann in Form von Atem-, Bewegungs-, Konzentrations- und Meditationsübungen erfolgen und wird neben der rein medizinischen Anwendung auch für religiöse Zwecke verwendet. Es existieren hunderte verschiedene Abläufe zur Anwendung des Qi-Gong. Ebenso kann **Taijiquan**, ursprünglich eine Form der inneren Kampfkunst, angewendet werden, die derzeit als Bewegungslehre in China als Volkssport praktiziert wird.

Nach dem Konzept der TCM haben Lebensmittel ebenso wie Arzneimittel bestimmte Wirkprofile, die sie hinsichtlich ihres Temperaturverhaltens, ihrer Geschmacksrichtung, ihrer energetischen Wirktendenz und ihres Bezugs zu Funktionskreisen bzw. Leitbahnen einteilen. Somit werden bestimmten Lebensmitteln je nach Gesundheitszustand unterstützende Wirkungen zugeschrieben.

Die chinesische Massageform **Tuina**, abgeleitet aus den chinesischen Worten „tui" (schieben/drücken) und „na" (greifen/ziehen) zielt darauf ab, Blockaden der Leitungsbahnen aufzulösen und den Energiefluss zu fördern, um eine Balance des Qi wiederherzustellen. Ebenso zur Anwendung kommt **Shiatsu** (übersetzt Fingerdruck), eine aus Tuina abgeleitete japanische Form der Massage, die im Wesentlichen mit dem Körpergewicht des Massierenden arbeitet, um eine „energetische Beziehung" zum Patienten zu entwickeln.

Neben den genannten Säulen der TCM hat vor allem das Prinzip der Akupunktur in die westliche Medizin Einzug gehalten und ist für ausgewählte Indikationen bereits Regelleistung für gesetzlich krankenversicherte Patienten.

2.7.1.4 Akupunktur

Das Wort **Akupunktur** leitet sich aus den lateinischen Wörtern *acus* (Nadel) und *punctio* (das Stechen) ab. Das Prinzip der Akupunktur basiert auf der Stimulation von Akupunkturpunkten, die auf den Leitbahnen des Qi liegen, wie in → Abbildung 9 dargestellt.

Abb. 9: Leitbahnen des menschlichen Körpers nach TCM
(→ nächste Seite)

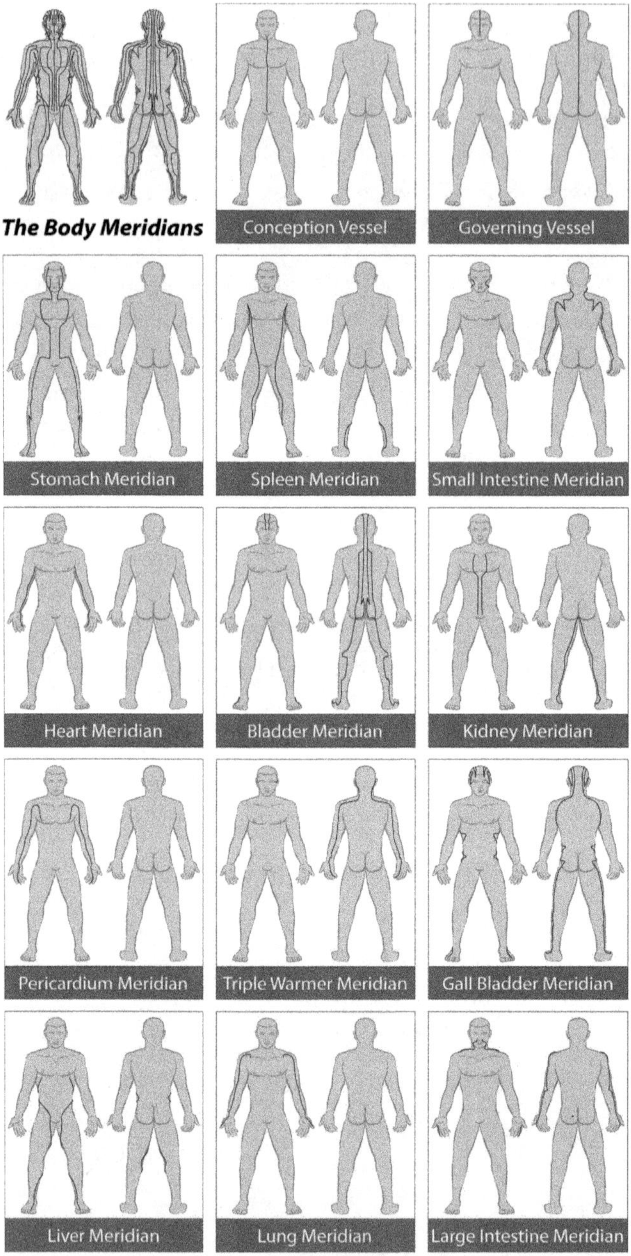
The Body Meridians
Conception Vessel
Governing Vessel
Stomach Meridian
Spleen Meridian
Small Intestine Meridian
Heart Meridian
Bladder Meridian
Kidney Meridian
Pericardium Meridian
Triple Warmer Meridian
Gall Bladder Meridian
Liver Meridian
Lung Meridian
Large Intestine Meridian

Es sind ca. 360 Akupunkturpunkte bekannt. Neben dem Einstechen von Akupunkturnadeln beinhaltet diese Säule der TCM auch die Erwärmung dieser Punkte durch Verglimmen von Fasern des Beifußes, was als Moxibustion bezeichnet wird. Das Wort **Moxibustion** leitet sich aus dem japanischen Wort der getrockneten Fasern des Beifußes (*mogusa*) und dem lateinischen Wort für Verbrennung (*combustio*) ab. Durch die Erwärmung bestimmter Punkte auf den Leitbahnen soll das Qi ebenfalls aktiviert werden.

Die Akupunktur nach dem Konzept der TCM wird nach Empfehlung der WHO unter anderem bei folgenden **Indikationen** eingesetzt:

- Bluthochdruck
- bei Chemo- oder Strahlentherapie zur Reduzierung der Nebenwirkungen wie Übelkeit und Erbrechen
- Depressionen
- rheumatoide Arthritis
- Schmerzzustände wie Rücken- oder Knieschmerzen

Die WHO unterscheidet bei ihren Empfehlungen zwischen Verfahren, die in einzelnen Studien positive Effekte erzielt haben und daher von ihr als wirksam empfohlen werden, und solchen Indikationen, bei denen eine Wirkung möglich, aber noch nicht ausreichend durch wissenschaftliche Überprüfung belegt worden ist. In der Darstellung zahlreicher Anbieter von Akupunkturleistungen erfolgt häufig jedoch eine undifferenzierte Darstellung aller in der Empfehlung der WHO genannten Indikationen.

Wie jede medizinische Intervention hat die Akupunktur auch potenziell eintretende Nebenwirkungen und Kontraindikationen, obgleich die Methode unter dem Attribut der sanften Medizin vermarktet häufig als (nahezu) nebenwirkungsfrei beschrieben wird. Nebenwirkungen bei Akupunktur kommen im einstelligen Prozentbereich vor. Zu diesen **Nebenwirkungen** können zählen:

- Blutergüsse an der Einstichstelle
- Entzündungen
- Schwindelgefühl bis hin zum kurzzeitigen Bewusstseinsverlust
- Taubheitsgefühl
- Granulome (Ablagerungen von Silikon bei Verwendung entsprechender Nadeln)

In einigen Fällen wurde zudem das Kollabieren eines Lungenflügels (**Pneumothorax**) berichtet, das einer medizinischen Überwachung und ggf. Behandlung bedarf. Obgleich die Nebenwirkungen in ihrer Ausprägung meist wenig beeinträchtigend sind, ist eine sachgerechte Anwendung der Technik und die angemessene Vorbereitung und Reaktion auf möglicherweise auftretende Nebenwirkungen zur sicheren Therapie einzufordern.

Durch die aktivierende Funktion, die der Akupunktur zugeschrieben wird, soll dieses Verfahren bei verschiedenen Krankheitsbildern nicht angewandt werden (**Kontraindikation**), um diese pathologischen Prozesse nicht zu verstärken. Hierzu zählen unter anderem:

- die Einnahme blutgerinnungshemmender Medikamente
- bestimmte Erkrankungen des Nervensystems und dadurch eingeschränkte Schmerzwahrnehmung
- Epilepsie
- schwere, ansteckende Krankheiten (z. B. Tuberkulose)
- bestimmte Krebserkrankungen
- in Bereichen von Hauterkrankungen, Entzündungen, Knochenbrüchen, frischen Verletzungen

Von der Akupunktur von Babys und Kleinkindern wird ebenfalls abgeraten, die Akupunktur von Menschen in reduziertem Allgemeinzustand sollte nur nach besonders sorgfältiger **Nutzen-Risiko-Abwägung**, evtl. unter erhöhten Überwachungsmaßnahmen, stattfinden. Zum Zeitpunkt der Akupunktur sollten sich zudem keine Substanzen wie Cremes, Salben oder Make-up auf der Haut befinden, da diese durch die Nadeln unter die Haut transportiert werden und dort beispielsweise unerwünschte Reaktionen auslösen können.

2.7.1.5 TCM unter Berücksichtigung der EbM

Die Traditionelle Chinesische Medizin wurde in einigen Bereichen bereits intensiv nach den Prinzipien der EbM untersucht, in anderen Bereichen ist dies nicht erfolgt.

Die bislang nach anerkannten Standards der westlichen Medizin durchgeführten Studien zur Überprüfung der Wirksamkeit von TCM finden sich im Bereich der Akupunktur. Exemplarisch seien hier die bislang größten prospektiven randomisierten kontrollierten Studien (siehe → Kapitel 2.3.4) für

Akupunktur, die German Acupuncture (**GERAC**) Trials, genannt. An über 3.500 Patienten wurden für verschiedene Indikationen Studien mit drei Behandlungsgruppen (Therapiearmen) durchgeführt. Die erste Gruppe erhielt eine Akupunktur an Akupunkturpunkten nach TCM (VerumGruppe), die zweite Gruppe erhielt eine Akupunktur an Punkten, die nicht der Lehre der TCM entsprechen (**Sham-Gruppe**), die dritte Gruppe erhielt eine konventionelle Therapie ohne Akupunktur. Im Vergleich von **Verum-Gruppe** und konventioneller Therapie erzielte die Akupunktur bei arthrosebedingten Kniegelenksbeschwerden und chronischem Rückenschmerzen im Lumbosakralbereich deutlich bessere Effektivität als die konventionelle Therapie, bei der Behandlung von Migräne ebenso gute Behandlungsergebnisse wie die medikamentöse Therapie. Die Rate und Intensität der beobachteten Nebenwirkungen in den Akupunkturgruppen war gering. Die Studien wiesen jedoch einige methodische Schwächen auf: So wurde das Studienprotokoll mit Beschreibung der verschiedenen Akupunkturverfahren bereits vor Abschluss der Studie veröffentlicht, was die Verblindung der Patienten zwischen Sham- und Verum-Gruppe in Frage stellt. Ebenso unterschieden sich die Anzahl der Interventionen zwischen Akupunkturgruppen und konventioneller Therapie sowie die Anzahl der Punktionen in beiden Akupunkturgruppen systematisch. Daher wird die Aussagekraft der Studie von einigen Personen angezweifelt. Interessant ist außerdem, dass im direkten Vergleich zwischen Verum- und Sham-Akupunktur für kein Krankheitsbild signifikante Unterschiede festgestellt werden konnten. Die offenbar vorhandene, aber nicht an genaue Akupunkturpunkte gebundene Wirkung des Verfahrens wurde in Studien der Grundlagenforschung untersucht. Obgleich noch kein abschließendes umfassendes Erklärungsmodell vorliegt, kamen mehrere Studien zu der Überzeugung, dass durch Stimulation des Körpers mittels Akupunktur die Ausschüttung von Endorphinen, körpereigenen **Opioidpeptiden**, gefördert wird und sich diese Endorphine wiederum positiv auf bestimmte Körperfunktionen, wie beispielsweise das Schmerzempfinden, auswirken. Somit erscheint eine Akupunkturbehandlung nach dem rationalen Grundverständnis der westlichen Medizin durchaus plausibel. Auf Basis der Daten der GERAC-Trials wurde die Akupunktur bei chronischem Kreuzschmerz und Kniegelenksschmerzen im Rahmen einer umfassenden Schmerztherapie nach Beschluss des Gemeinsamen Bundesausschusses am 1. Januar 2007 zur Regelleistung für gesetzlich Krankenversicherte. Die Akupunkturbehandlung bei Migräne wurde aufgrund fehlender Überlegenheit zur Standardtherapie nicht in den **Regelleistungskatalog** der Gesetzlichen Krankenkassen aufgenommen.

✱ Lesetipps | **Literatur und Websites**

Ernst, E. (2005): **Komplementärmedizinische Diagnoseverfahren.** Deutsches Ärzteblatt 102(44): A-3034 / B-2560 / C-2410. Im Internet unter: *http://www.aerzteblatt.de/archiv/48961*

Kubny, M. (1995): **Qi. Lebenskraftkonzepte in China.** Definitionen, Theorien und Grundlagen. Heidelberg.

WHO (2002): **Acupuncture.** review and analysis of reports on controlled clinical trials. Genf. Im Internet unter: *http://digicollection.org/hss/en/d/Js4926e/*

Website des **GERAC-Trials** mit zusammenfassender Ergebnisdarstellung und Links zu den wissenschaftlichen Publikationen der Studie. Im Internet unter: *http://www.gerac.de/*

Beschluss des G-BA zur Aufnahme der Akupunktur bei Knie- und Kreuzschmerz in den Regelleistungskatalog der GKV. Im Internet unter: *https://www.g-ba.de/informationen/beschluesse/295/*

2.7.2 Homöopathie

2.7.2.1 Grundprinzipien der Homöopathie

Neben dem Konzept der TCM findet in Deutschland unter allen komplementärmedizinischen Maßnahmen vor allem die Homöopathie große Beachtung. Das Konzept der Homöopathie wurde 1796 von **Samuel Hahnemann** erstmals beschrieben und beruht auf dem von ihm begründeten **Simile-Prinzip**:

✱ Wissen

Similia similibus curentur (lat.): Ähnliches möge mit Ähnlichem geheilt werden.

Dieses Prinzip begründet auch die Namensgebung, die auf den griechischen Worten *homoios* (gleich, ähnlich) und *pathos* (Leiden) beruht und somit „ähnliches Leiden" bedeutet. Somit soll zur Behandlung einer Erkrankung ein homöopathisches Arzneimittel verwendet werden, dass in unverdünnter Form angewendet, bei einem gesunden Patienten die gleichen Symptome hervorrufen kann, die der Erkrankte hat. Zur Ermittlung des geeigneten Arzneimittels erfolgt eine umfangreiche Erhebung der bisherigen Symptome und eine Kategorisierung des Patienten nach bestimmten Charaktermerkmalen durch die behandelnde Person. Die Anwendung dieser teilweise gefährlichen Substanzen erfolgt jedoch nicht in Reinform, sondern nach einer auf bestimmte Art und Weise durchgeführten Verdünnung. Hierzu wird aus der Grundsubstanz eine **Urlösung** erstellt, die mehrfach im Verhältnis 1:10 (D-Potenz) oder 1:100 (C-Potenz) in einer Lösung aus Wasser oder Alkohol verdünnt wird. Dies diente zunächst der Vermeidung unerwünschter Wirkungen der Urlösung. Im Jahr 1798 führte *Hahnemann* die Vorschrift ein, dass die Vermischung so erfolgen soll, dass nach Einbringen der zu verdünnenden Substanz in die Lösung das Behältnis der Lösung mit mehreren Schlägen gegen einen federnden Widerstand verschüttelt werden soll. Durch diesen Vorgang, der **Potenzierung** genannt wird, soll laut *Hahnemann* nicht nur die unerwünschte Wirkung der Substanz minimiert werden. Nach Ansicht *Hahnemanns* ist das Medikament umso wirksamer, je höher die Verdünnung der Urlösung in Form sogenannter Hochpotenzen ist. Die Wirkung der Hochpotenzen führt *Hahnemann* darauf zurück, dass durch das **Verschütteln** eine geistartige Information an das Wasser übertragen wird. Da sich in der 23. Verdünnungsstufe im Dezimalsystem (D23) nachweislich kein chemisches Molekül der Ursubstanz mehr befindet, wird diese Erklärung auch heute noch für die mutmaßliche Wirksamkeit homöopathischer Medikamente im Hochpotenzbereich angeführt. Die auf die beschriebene Art verdünnte Lösung wird in der Regel auf kleine Milchzuckerkügelchen, sogenannte **Globuli**, gespritzt, die dann vom Patienten als homöopathisches Arzneimittel eingenommen werden. Zur Abgrenzung der Homöopathie bezeichnete *Hahnemann* die bisher praktizierte Medizin als **Schulmedizin**.

2.7.2.2 Homöopathie aus Sicht der EbM

Die Grundannahmen der Homöopathie sind mit naturwissenschaftlichen Erkenntnissen und dem Konzept der Evidenzbasierten Medizin nicht vereinbar. So finden sich weder Anhaltspunkte für das Simile-Prinzip noch

Beweise für die Steigerung der Wirkung eines homöopathischen Arzneimittels durch Potenzierung noch valide Anhaltspunkte dafür, dass die Anwendung von Homöopathika eine über den **Placebo-Effekt** hinausgehende Wirkung hat. Prof. Dr. em. Edzart Ernst, erster Lehrstuhlinhaber für Komplementäre Medizin an der Universität Exeter, bezeichnet die umfassende Anamnese zu Beginn der homöopathischen Behandlung als eine amateurhafte Psychotherapie. Die Medizinische Fakultät der Universität Marburg bezeichnete Homöopathie in der „Marburger Erklärung zur Homöopathie" im Jahr 1992 als Irrlehre.

Es wurden zahlreiche Studien nach Kriterien der EbM zur Wirksamkeit von homöopathischen Arzneimitteln durchgeführt, die wiederum in systematischen Übersichtsarbeiten zusammengefasst wurden. Unter Beachtung des Effektes, dass bei steigender Anzahl an Studien die Wahrscheinlichkeit der Berücksichtigung zufällig statistisch signifikant positiver oder negativer Ergebnisse steigt, lässt sich durch Einsatz von Homöopathie, wie von Shang und Kollegen 2005 in der Zeitschrift The Lancet publiziert, keine über den Placebo-Effekt hinausgehende Wirkung feststellen. Die vermutete und behauptete Wirksamkeit von Homöopathie basiert nach Ansicht der Vertreter der Schulmedizin zum einen auf Placebo-Effekten, ausgelöst durch die vergleichsweise intensive Zuwendung des Behandelnden zum Patienten in Verbindung mit dessen Erwartungshaltung, zum anderen darauf, dass viele homöopathisch behandelte Erkrankungen auch ohne Einsatz von Globuli zum gleichen Zeitpunkt spontan ausgeheilt wären, frei nach der Erkenntnis:

Es ist die Aufgabe des Arztes,
den Patienten so lange zu unterhalten,
bis die Natur ihn geheilt hat.

François-Marie Arouet (Voltaire), französischer Philosoph
der Aufklärung, Historiker und Geschichts-Schriftsteller
(1694–1778)

Im Gegensatz zum fehlenden Wirksamkeitsnachweis sind durch den Gebrauch von Homöopatika durchaus ernsthafte Nebenwirkungen beschrieben, insbesondere dann, wenn die Substanzen nicht ausreichend verdünnt worden sind. So kann die Einnahme niedriger Zehnerpotenzen von Arsen (Arsenicum), Quecksilber (Mercurius) oder Tollkirsche (Belladonna) zu akuten Vergiftungen führen, die im Einzelfall tödlich verlaufen können.

2.7.2.3 Verbreitung der Homöopathie in Deutschland

Unabhängig vom fehlenden Wirksamkeitsnachweis und einem den naturwissenschaftlichen Erkenntnissen widersprechenden Erklärungsansatz für die Wirkung von Homöopathie ist die Anwendung der Homöopathie in Deutschland weit verbreitet. Es existiert in der Weiterbildungsordnung für Ärzte eine Zusatzbezeichnung für Homöopathie, die laut Gesundheitsberichterstattung des Bundes im Jahr 2015 insgesamt 7.083 Fachärztinnen und Fachärzte absolviert haben. Demgegenüber praktizieren nach Angaben des Bundesverbandes der Pharmazeutischen Industrie (BPI) aus dem Jahr 2015 ca. 60.000 Ärztinnen und Ärzte Homöopathie. **Homöopatika** sind in Deutschland apothekenpflichtig, jedoch überwiegend rezeptfrei erhältlich. Hinsichtlich der Produktion homöopathischer Medikamente bezeichnet der BPI Deutschland als europaweiten Marktführer. Der Gesamtumsatz an Homöopathika in Apotheken und Versandhandel beziffert der Bundesverband der Arzneimittel-Hersteller BAH e. V. mit 595 Millionen Euro, bei 54 Millionen abgesetzter Packungseinheiten. Sowohl Umsatz als auch Absatz an Homöopathika sind in den letzten Jahren stark gestiegen.

* Lesetipps | **Websites**

Shang, A. et. al. (2005): **Are the clinical effects of homoeopathy placebo effects?** Comparative study of placebo-controlled trials of homoeopathy and allopathy. The Lancet. Im Internet unter: *http://www.homeovet.cl/Libros/Are%20the%20clinical%20effects%20of%20homoeopathy%20placebo%20effects%20 Comparative%20study%20of%20placebo-controlled%20t.pdf*

Bundesverband der pharmazeutischen Industrie e. V. (2015): **Pharmadaten 2015**. Im Internet unter: *http://www.bpi.de/daten-und-fakten/pharmadaten/*

Zahlenmaterial des Bundesverbandes der Arzneimittel-Hersteller BAH e. V. Im Internet unter: *https://www.bah-bonn.de/presse-und-publikationen/zahlen-fakten/*

2.7.3 Möglichkeiten und Grenzen der Alternativmedizin

Einige Elemente der TCM sind aufgrund ihrer erwiesenen oder vermuteten Nutzen-Risiko-Relation nicht nur in der westlichen Welt weit verbreitet, sondern auch in Teilen in der westlichen Welt anerkannt. Zentrale Ziele der fünf therapeutischen Säulen finden sich in salutogenetischen und primärpräventiven Ansätzen wieder. So ist auch in der westlichen Medizin der Konsum bestimmter Lebensmittel als vor- bzw. nachteilhaft anerkannt. Ebenso sind regelmäßige körperliche Aktivität wie im Qi-Gong allgemeine Empfehlung zur Vermeidung zahlreicher Erkrankungen. Pflanzlich wirksame Substanzen (Phytotherapeutika) finden auch im Rahmen der westlichen Medizin Anwendung und die ganzheitliche Betrachtung des Menschen mit seinen körperlichen aber auch psychischen Bedürfnissen ist in der westlichen Medizin ebenfalls als Idealvorstellung verankert.

Für viele Interventionen der TCM gibt es jedoch entweder keine wissenschaftlich validen Überprüfungen oder Studien mit widersprüchlichen Ergebnissen. Ebenso mag das Erklärungsmodell für die Wirkung der TCM vielen Patienten mit den Erkenntnissen der westlichen Medizin, z. B. im Bereich der anatomischen Grundlagen, unvereinbar sein. Insbesondere aber hinsichtlich der Effektivität bei gravierenden Erkrankungen lassen sich keine Belege dafür finden, dass die TCM der westlichen Medizin vergleichbare Heilungsraten erreicht. Daher wenden sich in China viele Menschen mittlerweile von der TCM ab und der westlichen Medizin zu. Dabei ist durchaus denkbar, dass Elemente der TCM, wie eine bewusste Ernährung oder eine gezielte Bewegungstherapie, in vielen Situationen in Kombination mit Elementen der westlichen Medizin eine sinnvolle Ergänzung bieten. Ebenso scheint es abseits der Lehre des Qi eine wissenschaftlich plausible Wirkung der Akupunktur für ausgewählte Krankheitsbilder zu geben, sodass Akupunktur als unterstützende oder gar alleinige Behandlungsoption in bestimmten Situationen als sinnvoll angesehen werden kann.

Homöopathie scheint nach derzeitigen Erkenntnissen keinen über den **Placebo-Effekt** hinaus nachweisbaren Effekt zu besitzen. Positiv hervorzuheben ist jedoch die intensive Beschäftigung mit dem Patienten, auf die sich die Schulmedizin an vielen Stellen zurückbesinnen sollte. Der Verdienst von Hahnemann war die Etablierung einer Therapie in einer Zeit, in der die Schulmedizin mangels Alternativen zahlreiche nebenwirkungsreiche, hochriskante oder sogar schädliche Therapieverfahren kannte. So wurde die durch bakterielle Infektion verursachte Erkrankung Cholera durch Aderlässe therapiert, was nach heutiger Erkenntnis die Patienten unnötig schwächte und so den Einsatz der Homöopathie als wirkungsvoll erscheinen ließ. Durch Einsatz der Homöopathie in entsprechenden Verdünnungen wurde sich dem Grundsatz des „**primum nil nocere**" zumindest im Ergebnis rückwirkend betrachtet angenähert. Auch heute ist aus ärztlicher Sicht der Einsatz von Globuli bei einem unkomplizierten virusbedingten Effekt der oberen Atemwege weniger schädlich als der Einsatz eines in diesem Fall wirkungslosen und schädlichen Antibiotikums. Die heutige Medizin bietet jedoch für viele Krankheiten wie Cholera hocheffektive Therapiemöglichkeiten. Somit bieten sowohl TCM als auch Homöopathie die Gefahr, dass durch alleiniges Vertrauen auf diese Behandlungsmethoden eine wirksame Therapie unterlassen wird und sich somit das Zeitfenster für eine mögliche Heilung schließt. Im Bereich der Krebstherapie beginnen zahlreiche Patienten Therapien mit sogenannter „sanfter" oder „ganzheitlicher" Medizin, die vor Nebenwirkungen schulmedizinischer Behandlungen warnt und so Ängste schürt. Mit teils dubiosen bis kriminellen Methoden erleiden Patienten hohe finanzielle Einbußen und werden um die Möglichkeit einer wirksamen Therapie gebracht. Die Vereinigung „Homöopathen ohne Grenzen" beispielsweise beschreibt Projekte in Afrika, in denen Krankheiten wie HIV oder Malaria mit Homöopathie erfolgreich behandelt werden sollen. Ein Versuch, im Rahmen der Epidemie im Jahr 2014 auch Ebola mit Homöopathie zu behandeln, wurde von den dortigen Behörden unterbunden.

✱ Wissen | **Steve Jobs und die Alternativmedizin**

Der in letzter Zeit wohl prominenteste Mensch, der mutmaßlich in Folge einer verzögerten schulmedizinischen Behandlung gestorben ist, war der ehemalige Vorstandsvorsitzende der Firma Apple **Steve Jobs**.

Anstatt eine im Jahr 2003 diagnostizierte Bauchspeicheldrüsenkrebserkrankung schulmedizinisch behandeln zu lassen, vertraute *Jobs* zunächst auf alternativmedizinische Behandlungsmethoden und lehnte eine Operation strikt ab. Erst Jahre später willigte *Jobs* in eine Operation ein, als die Krebserkrankung bereits metastasiert war (Erklärung → Kapitel 3.6).

Selbst ein ausgesuchtes Team von Spezialisten, eine Lebertransplantation unter ethisch fragwürdigen Bedingungen und die Entschlüsselung seines Erbgutes zur Anpassung der Medikamente auf seinen Tumor (→ Kapitel 2.8.3) konnten *Jobs* im Stadium seiner fortgeschrittenen Erkrankung nicht mehr retten.

Nach Ansicht vieler Experten wäre diese Form von Bauchspeicheldrüsenkrebs in einem frühen Stadium nach Diagnosestellung durch eine rechtzeitige Operation heilbar gewesen.

* Lesetipps | **Websites**

Arzneimittelkommission der deutschen Ärzteschaft. Stellungnahme zu außerhalb der wissenschaftlichen Medizin stehenden Methoden der Arzneitherapie, Stand: 03.04.1998. Im Internet unter: *http://www.bundesaerztekammer.de/richtlinien/empfehlungenstellungnahmen/alternativmedizin/*

Shaw, D. M. (2013): **Homeopaths Without Borders practice exploitation not humanitarianism.** The BMJ. Im Internet unter: *http://www.bmj.com/content/347/bmj.f5448/rr/666248*

Böck, H.: **AIDS heilen mit Homöopathie?**
Im Internet unter: *http://www.heise.de/tp/artikel/37/37942/1.html*

Lenzen-Schulte, M. (2013): **Alternativheiler für die Krisengebiete?** FAZ, 8.10.2013. Im Internet unter: *http://www.faz.net/-gwz-7i8gj*

Hautkapp, D. (2011): **Wie Steve Jobs mit allen Mitteln den Krebs besiegen wollte.** WAZ, 21.10.2011.
Im Internet unter: *http://www.derwesten.de/wirtschaft/digital/wie-steve-jobs-mit-allen-mitteln-den-krebs-besiegen-wollte-id5183238.html*

2.8 Individualisierte Medizin

Der Begriff Individualisierte Medizin, häufig synonym mit der sogenannten **Personalisierten Medizin** gebraucht, verwirrt auf den ersten Blick, da er suggeriert, die bisher dargestellten Methoden und Ansätze wären weder individuell auf den Einzelfall noch persönlich auf den Patienten ausgerichtet. Tatsächlich handelt es sich bei den beiden genannten Begriffen um den Ansatz, mit Hilfe molekulargenetischer Methoden Therapien, insbesondere im Bereich der Arzneimittelanwendung, unter Berücksichtigung genetischer Strukturen auf den Patienten abzustimmen. Es werden hierbei keinerlei Persönlichkeitsmerkmale erfasst, was den Begriff der Personalisierten Medizin in Frage stellt. Da die beiden genannten Begriffe inhaltlich verwirrend sind, verbreitet sich in der Literatur zunehmend der Begriff der **stratifizierten Medizin**, als Ausdruck des Konzeptes, bestimmte Behandlungen bestimmten Patientengruppen aufgrund ihrer genetischen Disposition anzubieten bzw. vorzuenthalten. Ebenso könnten hierfür aber auch die Begriffe **biomarkerbasierte** oder genombasierte Medizin verwendet werden, zumal auch schon vor Entdeckung des Genoms stratifizierte, d. h. auf bestimmte Risikokonstellationen ausgerichtete Therapien, durchgeführt wurden. Trotz der begrifflichen Unschärfe wird der Begriff der Individualisierten Medizin in dem oben beschriebenen Kontext in → diesem Kapitel aus Gründen der Übersicht verwendet.

2.8.1 Grundkonzept der Individualisierten Medizin

Die Erkenntnis, dass grundlegende Unterschiede in der Inzidenz und Prognose verschiedener Erkrankungen bestehen, ist seit Langem in der Medizin bekannt. Durch die Entdeckung und Erstbeschreibung der zugrundeliegenden molekularen Struktur der Erbinformation in Form der **DNA**[4] durch **James Watson** und **Francis Crick** im Jahr 1953 wurde der Grundstein zur Entschlüsselung des menschlichen Erbgutes gelegt. Die Struktur der DNA besteht aus einer spiralförmig verlaufenden Struktur zweier parallel verlaufender Stränge (Doppelhelix) von aufeinander abgestimmten Basen (Basenpaare). Das komplette menschliche Erbgut (**Genom**) besteht aus 3,2 Milliarden Basenpaaren. Innerhalb der DNA wurden bestimmte Abschnitte entdeckt, sogenannte Gene, die wichtige Eigenschaften des menschlichen Körpers, aber auch mutmaßlich die Anfälligkeit bzw. Resistenz gegenüber bestimmten Erkrankungen, erklären. Mit der fortschreitenden Entdeckung des menschlichen Erbgutes wuchsen auch die Hoffnungen, Erkrankungen lange vor ihrem Entstehen identifizieren und durch gezielte Behandlung, möglicherweise durch direkten Eingriff in das Erbgut, zu verhindern. Nachdem zunächst durch wissenschaftliche Forschung die Methoden zur schrittweisen Identifikation des Erbgutes (**Sequenzierung**) entwickelt werden mussten, wurde im Jahr 1985 das Human Genome Project (HGP) gegründet mit dem Ziel, das komplette menschliche Erbgut bis zum Jahr 2010 zu entziffern. Hierzu wurden Teile des Erbgutes von vielen Menschen in einem multinationalen Projekt unter Beteiligung von über 1000 Wissenschaftlern bis zum

---

[4] DNA: engl. DesoxyriboNucleic Acid (Desoxyribonukleinsäure)

Jahr 2003 identifiziert. Das Nachfolgeprojekt **Encode** (**Enc**yclopedia **Of** **DNA** **E**lements) des US-amerikanischen National Human Genome Research Institute (NHGRI) hat sich zum Ziel gesetzt, alle funktionalen Elemente des menschlichen Genoms zu identifizieren. Im Jahr 2007 gelang erstmals die Identifikation des kompletten Erbgutes eines einzelnen Menschen. Während die Identifikation des ersten menschlichen Genoms Jahre gedauert hat und damit für Zwecke der Behandlung unbrauchbar war, wurden im Zuge der wissenschaftlichen Forschung Sequenziergeräte entwickelt, die automatisiert menschliches Erbgut binnen weniger Tage komplett identifizieren können. Durch diese technische Errungenschaft rückten verschiedene Optionen der Nutzung molekulargenetischer Methoden in den Fokus, die im Folgenden beschrieben werden sollen.

2.8.2 Diagnostische/Prognostische Ansätze

Durch die Entschlüsselung des individuellen menschlichen Erbgutes können Gene identifiziert werden, die im Verdacht stehen, bei Vorliegen entsprechender **Mutationen**, Krankheiten zu verursachen. Durch statistische Vergleiche kann so mutmaßlich auf das potenzielle Risiko geschlossen werden, zu einem späteren Zeitpunkt eine entsprechende Erkrankung zu entwickeln. Bei Patienten mit bestimmten Erkrankungen kann beispielsweise das familiäre Umfeld untersucht werden, ob weitere Verwandte dieses Merkmal tragen. So kann bei einzelnen Erkrankungen durch präventive Maßnahmen gehandelt werden.

> * Beispiel | **Angelinas Jolies Umgang mit ihrem Krebsrisiko**
>
> Der Hollywoodstar **Angelina Jolie** berichtete, dass sie nach dem Krebstod ihrer Mutter auf ein bestimmtes krebsauslösendes Gen hin untersucht wurde. Da sie ebenfalls Trägerin dieses brustkrebsauslösenden Gens ist, entschloss sie sich zu einer radikalen Entfernung beider Brüste, um das Risiko, an Brustkrebs zu erkranken, zu minimieren.

Neben dem genannten, drastischen primärpräventiven Beispiel können bei anderen Erkrankungen auch sekundärpräventive Maßnahmen, z. B. durch Krebsfrüherkennungsuntersuchungen, getroffen werden. Die Idee der frühzeitigen Identifikation genetischer Risiken wurde inzwischen kommerzialisiert, sodass es mittlerweile für jedermann möglich ist, sein Erbgut auf entsprechende Defekte hin zu untersuchen. Meist wird bei dieser Diagnostik nicht das gesamte Erbgut untersucht, sondern aus Kostengründen nur bestimmte Abschnitte des Genoms. Hierzu ist lediglich eine Speichelprobe des Kunden notwendig, die per Paketdienst in das sequenzierende Labor, in aller Regel in die USA, transportiert wird. Die Präsentation der Ergebnisse erfolgt in aller Regel aber nicht durch ein ärztliches Aufklärungsgespräch oder eine Erläuterung der statistischen Aussagekraft dieser Werte, was als bedenklich angesehen werden muss. Ebenso wird vielfach auch auf Erkrankungen hin untersucht, die bislang nicht behandelbar oder nicht günstig beeinflussbar sind. Insbesondere in diesen Fällen ergeben sich ethische Probleme, die in → Kapitel 2.8.4 thematisiert werden.

Ein weiteres Anwendungsfeld prognostischer Individualisierter Medizin beschäftigt sich nicht mit dem menschlichen Genom an sich, sondern mit der **genetischen Zusammensetzung** von Tumoren. So kann je nach genetischer Beschaffenheit des Tumors möglicherweise auf dessen Aggressivität und damit auf die optimale Behandlung geschlossen werden. Ziel dieser Einschätzung ist eine Abstimmung der Tumortherapie hinsichtlich Intensität und Wahl des geeigneten Verfahrens (→ Kapitel 3.6) zur Behandlung der Krebserkrankung, um unnötige Therapien bei wenig aggressiven Tumoren ebenso zu vermeiden, wie eine zu schwach angesetzte Therapie, die den Patienten nicht heilen kann. Ob und für welche Erkrankungen dieses Verfahren mit welchen Analysen zuverlässig angewandt werden kann, ist derzeit Gegenstand vielfältiger medizinischer Studien.

2.8.3 Therapeutische Ansätze

Neben der frühzeitigen Erkennung von Krankheiten und der Abschätzung des Therapieerfolges kommen durch den Begriff der Individualisierten Medizin ebenso Hoffnungen auf, dass Patienten aufgrund ihrer genetischen Ausstattung auf sie individuell maßgeschneiderte Medikamente erhalten werden, die ihnen die theoretisch bestmögliche Behandlung garantieren sollen. Von diesem Ansatz ist die Medizin derzeit jedoch weit entfernt. Bisherige Studien zur Individualisierung von Medikamenten befinden sich allenfalls im Stadium der Grundlagenforschung, aufgrund des mit einer solchen Entwicklung verbundenen zeitlichen Aufwands und der nicht abschätzbaren Kosten sind diese Therapieansätze, wenn überhaupt, jemals nur in sehr **ferner Zukunft** erreichbar. Das bedeutet jedoch nicht, dass unter der Marke „Personalisierte Medizin" keine Medikamente im

Hochkostenbereich unter Verweis auf besondere Eignung bei bestimmter genetischer Disposition vermarktet werden. Die Jahrestherapiekosten eines solchen Medikamentes übersteigen mitunter die während der gesamten Lebenszeit eingezahlten Krankenversicherungsbeiträge eines Patienten deutlich. Dabei sind diese Medikamente nach bisherigen Studien nicht in der Lage, Patienten mit Krebserkrankungen zu heilen, sondern können die Krankheit allenfalls einige Zeit, manchmal nur wenige Monate, verzögern. Aufgrund der Vielzahl von Krebserkrankungen und der technischen Möglichkeiten stellt sich auch letztlich die Frage der **Finanzierbarkeit** dieser Medizin.

2.8.4 Ethische Problemfelder

Die Individualisierte Medizin wirft hinsichtlich ihres Nutzens, ihrer Folgen für das Individuum, aber auch für die Gesellschaft zahlreiche Fragen auf, die der **Deutsche Ethikrat** im Jahr 2012 wie folgt formuliert hat:

✱ Zitat

- „Werden Patienten auf dem Prunkwagen der personalisierten Medizin in das Paradies medizinischen Fortschritts gefahren oder werden sie vor den Karren der molekularbiologischen Forschung und der Pharmaindustrie gespannt?
- Werden einem Patienten durch innovative Arzneimittel nutzlose Therapien mit belastenden Nebenwirkungen – und der Solidargemeinschaft die Kosten dafür – erspart oder wird er möglicherweise aufgrund statistischer Analysen von einer Therapie ausgeschlossen, die mit nur sehr geringer Wahrscheinlichkeit für nützlich gehalten wird, die aber genau bei ihm persönlich zu vielleicht mehreren Jahren Lebensverlängerung führen könnte?
- Was muss geschehen, damit der Patient tatsächlich Zugang zu einer innovativen Therapie und damit zunächst zu einer zuverlässigen Biomarkerdiagnostik hat [...]? Hier sind die bisher üblichen Verfahren und Regelungen zur Kostenübernahme noch unzureichend.

- Wie wird sich die personalisierte Medizin auf die Gesundheitskompetenz und die Selbstbestimmung des Patienten auswirken: Wird der Patient [...] von einem Arzt mit entsprechender fachlicher und kommunikativer Kompetenz so geführt, dass er gut informiert und beraten seine Selbstbestimmung ausüben kann, oder wird er sich im Labyrinth komplizierter Krankheitsinformationen und komplexer Gesundheitsversorgung verirren?
- Wird Medizin zukünftig überhaupt noch im Rahmen einer Arzt-Patienten-Beziehung stattfinden oder werden zunehmend Internetanbieter, denen man sein Genom in Form einer Speichelprobe zur Entzifferung und Deutung zuschickt, eine genombasierte medizinische Information übernehmen?
- Werden die Patienten auf eine forschungsgestützte Versorgung vertrauen dürfen? In der Zeitschrift Nature wurde jüngst [...] eine Studie an 100 Brustkrebstumoren publiziert, in denen die Forscher [...] Mutationen in mindestens 40 Krebsgenen und 73 verschiedene Kombinationen mutierter Krebsgene fanden. Wie kommt man bei solchen Ausdifferenzierungen von Subgruppen zu statistisch validen Daten über einen Therapieerfolg? [...] Und wie stellt man sicher, dass die Diagnostik an nur einer kleinen Tumorprobe nicht zu unvollständigen Befunden und damit einer falschen Therapieentscheidung führt?
- Wird die Solidargemeinschaft für die personalisierte Behandlung des Patienten einstehen oder wird sie ihn unter Berufung auf zu hohe Kosten für vielleicht nur wenig nützliche Maßnahmen oder mit dem Hinweis, er hätte die Erkrankung durch einen vorbeugenden Lebensstil verhindern können, in die auch finanzielle Eigenverantwortung entlassen?
- Wird der Patient [...] besonders erfolgreich behandelt werden oder führt die personalisierte Medizin durch eine zunehmende Biologisierung des Krankheitsverständnisses schleichend zu einer vereinzelnden, entpersonalisierenden Ausblendung der eigentlich personalen Dimension von Krankheit und Leiden?
- Summarisch gefragt: Ist der Patient Nutznießer oder Opfer personalisierter Medizin?“

✱ Lesetipps | **Literatur und Websites**

Website des **Human Genome Projects** (HGP).
Im Internet unter:
http://web.ornl.gov/sci/techresources/Human_Genome/index.shtml

Website des **Encode Projects**. Im Internet unter:
https://www.encodeproject.org/

Hüsing, B.; Hartig, J.; Bührlen, B.; Reiß, T.; Gaisser, S.: **Individualisierte Medizin und Gesundheitssystem**. Büro für Technikfolgen-Abschätzung des Bundestages (TAB), Arbeitsbericht Nr. 126. Im Internet unter: *http://www.tab-beim-bundestag.de/de/pdf/publikationen/berichte/TAB-Arbeitsbericht-ab126.pdf*

Schweizerische Akademie der Medizinischen Wissenschaften (SAMW), **Potential und Grenzen von «Individualisierter Medizin»** (personalized medicine). Im Internet unter:
https://saez.ch/de/resource/jf/journal/file/view/article/saez.2012.01126/SAEZ-01126.pdf/

Deutscher Ethikrat (2012): **Personalisierte Medizin. Der Patient als Nutznießer oder Opfer?** Tagungsdokumentation der Jahrestagung des Deutschen Ethikrates 2012. Im Internet unter:
http://www.ethikrat.org/dateien/pdf/tagungsdokumentation-personalisierte-medizin.pdf

3 Ausgewählte Krankheitsbilder

Die hier dargestellten Krankheitsbilder stellen eine repräsentative Auswahl wichtiger, für das Gesundheitssystem und viele Patienten relevanter Erkrankungen dar. Gleichwohl kann im Rahmen dieses Buches nur ein Bruchteil aller Erkrankungen und im Rahmen der Darstellung der Erkrankung nur eine verkürzte, gängige Differentialdiagnose und Therapien umfassende Darstellung erfolgen. Es obliegt den Behandelnden, ggf. weitere diagnostische oder therapeutische Maßnahmen nach individuellem Krankheitsbild, weiterer Begleitumstände und Präferenzen des Patienten im Sinne der EbM durchzuführen.

Zunächst erfolgt die Darstellung des Kontextes der Erkrankung, der wichtigen Meilensteine in Diagnostik und Therapie, des medizinischen und ökonomischen Kontextes der Krankheit sowie deren Ursachen (**Ätiologie**), deren Entstehungsprozess (**Pathogenese**) und deren Symptome.

3.1 Adipositas

3.1.1 Kontext der Erkrankung

Adipositas leitet sich vom lateinischen Wort *adeps* (Fett) ab und bedeutet Fettleibigkeit. Das Übergewicht von Menschen, in vielen Kulturen ein Zeichen von Wohlstand und Reichtum, hat sich in den letzten Jahrzehnten zu einer sogenannten Volkskrankheit entwickelt. Definiert wird die Erkrankung durch die 1832 von *Adolphe Quételet* entwickelte Klassifikation, heute bekannt als **Body-Mass-Index (BMI)**. Der BMI ist dabei folgendermaßen definiert:

$$\text{BMI} = \frac{\text{Körpergewicht [kg]}}{(\text{Körpergröße [m]})^2}$$

Folgende in → Tabelle 9 dargestellten Werte definieren die Erkrankung Adipositas, den anzustrebenden Normalzustand sowie die Unterernährung.

Es ist anzumerken, dass im Gegensatz zur Adipositas keine einheitliche Definition für Übergewicht besteht. Adipositas beschreibt sowohl einen körperlichen Zustand als auch eine Erkrankung.

BMI [kg/m^2]	Zustand
<16,00	Starkes Untergewicht
16,00–18,49	Mäßiges/leichtes Untergewicht
18,50–24,99	Normalgewicht
25,00–29,99	Übergewicht (Präadipositas)
30,00–34,99	Adipositas Grad I
35,00–39,99	Adipositas Grad II
≥40,00	Adipositas Grad III

Tab. 9: Klassifikation der Gewichtszustände nach BMI

Die Erkrankung ist aus medizinischer Sicht bedeutend, da sie einen bedeutenden Risikofaktor für eine Vielzahl weiterer Erkrankungen darstellt. Beispielsweise treten Früh- und Spätkomplikationen in Form von Begleiterkrankungen des Bewegungsapparates, des Verdauungssystems, des Herz-Kreislauf-Systems, des Hormonhaushaltes, aber auch psychische Erkrankungen gehäuft bei adipösen Patienten auf, sodass die Adipositas sowohl eine erhöhte Sterblichkeitsrate als auch eine reduzierte Lebensqualität verursacht. Laut **DEGS-Studie** 2011 leiden mittlerweile rund 24 % aller erwachsenen Männer und Frauen in Deutschland an Adipositas Grad I–III, sodass diese Krankheit neben der hohen Krankheitslast auch gravierende ökonomische Folgen für das Gesundheitssystem hat. Ernährungsbedingte Erkrankungen sind einer der häufigsten Gründe für Arbeitsunfähigkeit und verursachen ca. 30 % der gesamten Gesundheitskosten. Außerdem stellen adipöse Patienten das System der Gesundheitsversorgung vor neue Herausforderungen, da die medizinische Infrastruktur (Patientenbetten, Untersuchungsgeräte und Transportmittel) in der Regel nicht auf ein zulässiges Gesamtgewicht über 180 Kilogramm oder einen bestimmten Körperumfang ausgelegt sind, sodass hochgradig adipöse Patienten medizinische Leistungen nur verzögert oder in ausgewählten Einrichtungen in Anspruch nehmen können. Ebenso bedeuten massiv adipöse Patienten einen deutlich erhöhten Personalaufwand, beispielsweise um den Patienten im Bett zu lagern.

Die Ätiologie der Adipositas besteht in einem **Missverhältnis** von zu hoher angebotener Energiemenge und relativ gesehen zu wenig benötigter Energie. Der in früheren Zeiten wichtige Evolutionsvorteil, Nahrungsmittelengpässe durch Anlage von Energiereserven in Form von Fett zu überbrücken, ist in der heutigen Zeit nicht mehr notwendig. Gleichzeitig wächst das Risiko für Adipositas durch bestimmte gesellschaftliche Entwicklungen. Einerseits werden viele Lebensmittel mit **hoher Energiedichte** konsumiert, andererseits hat die körperliche Aktivität in den letzten Jahrzehnten zugunsten vieler sitzender Tätigkeiten im Dienstleistungsbereich abgenommen. Während laut Münsteraner Alltags Aktivitäts Studie aus dem Jahr 2009 die durchschnittliche **Gehstrecke** im Jahr 1900 bei etwa 20 Kilometern pro Tag lag, werden diese Werte nur noch von wenigen Berufstätigen (Postbote: 13,5 km/d) erreicht, während andere Berufsgruppen pro Tag weniger als einen Kilometer zurücklegen. Die WHO empfiehlt eine tägliche Wegstrecke von 10.000 Schritten, also von ca. 7 Kilometern. Diese Entwicklung zeichnet sich bereits bei Kindern ab, da in der Altersgruppe der 3–17-Jährigen bereits 15 % übergewichtig und 6 % adipös sind. Bekannte Risikofaktoren sind neben einer genetischen Disposition insbesondere Schlafmangel und die Zugehörigkeit zu einer sogenannten bildungsfernen und einkommensschwachen Bevölkerungsschicht.

3.1.2 Diagnostik

Zur Diagnostik der Adipositas wurden neben dem BMI, der die Erkrankung definiert, zahlreiche Maßzahlen eingeführt, wie der Broca-Index, der Ponderal-Index, das Taille-Hüft-Verhältnis, der Bauchumfang, das Taille-zu-Größe-Verhältnis oder auf Hautwiderstandsmessung oder anderen Techniken beruhende Verfahren zur Bestimmungen des Körperfettanteils.

Differentialdiagnostisch sind einige, teils gut behandelbare Erkrankungen auszuschließen, die mit Adipositas einhergehen. So können psychogene Essstörungen, hormonelle Erkrankungen wie eine Unterfunktion der Schilddrüse (Hypothyreose) oder Nebenwirkungen von Medikamenten ebenfalls eine Adipositas trotz ausgewogener Ernährung verursachen. In diesem Fall wäre nicht eine Ernährungsumstellung, sondern eine Therapie der Grunderkrankung indiziert.

Eine Indikation zur Therapie besteht ab Adipositas Grad I oder bei Präadipositas, sofern Gesundheitsstörungen vorliegen, die durch Übergewicht verursacht wurden oder durch Übergewicht verschlimmert werden. Ebenso kann ein **hoher psychosozialer Leidensdruck** eine Therapie indizieren. Kontraindikationen für eine gewichtsreduzierende Therapie wären eine konsumierende Erkrankung[5] oder eine Schwangerschaft.

3.1.3 Therapeutische Konzepte

Die **S3-Leitlinie** der *Deutschen Adipositas Gesellschaft* zur Prävention und Therapie der Adipositas empfiehlt je nach Ausgangssituation folgende Behandlungsansätze:

- Ernährungstherapie
- Verhaltensmodifikation
- Steigerung körperlicher Aktivität
- Gewichtsreduktionsprogramme
- gewichtssenkende Medikamente
- bariatrische Chirurgie (Adipositaschirurgie)

Die Ernährungstherapie besteht in einer individuellen Anpassung der eigenen Ernährung. Zur Erreichung eines nachhaltigen Effektes sollte ein **tägliches Kaloriendefizit** von 500 Kilokalorien (kcal) über einen Zeitraum von 12 bis 24 Wochen angestrebt werden. Die in Boulevardzeitungen angepriesenen Diäten, die binnen Tagen einen Gewichtsverlust versprechen, sind nach wissenschaftlichen Erkenntnissen nicht nachhaltig („Jojo-Effekt") und teilweise gesundheitsschädlich. In zahlreichen Metaanalysen konnte ein gewichtsreduzierender Effekt durch Ernährungstherapie von zwei bis sechs Kilogramm nachgewiesen werden. Obgleich die Zusammensetzung der Makronährstoffe (Proteine, Kohlehydrate, Fette) Bibliotheken von Ernährungsratgebern füllt, zeigen bisherige Studien, dass die Gewichtsreduktion völlig unabhängig vom Anteil der jeweiligen Makronährstoffe ist.

Da Ernährungsgewohnheiten häufig assoziiert sind mit bestimmten suboptimalen Verhaltensweisen (Frustessen, Essen als Belohnung bei niedrigem Selbstwertgefühl etc.), können, je nach individueller Situation, verschiedene **psychotherapeutische Elemente** eine vor allem dauerhafte Gewichtsreduktion unterstützen.

---

[5] Konsumierende Erkrankungen gehen mit Gewichtsverlust einher, daher sind weitere gewichtsreduzierende Maßnahmen kontraindiziert.

Die Steigerung der **körperlichen Aktivität** kann die Gewichtsreduktion unterstützen und anderen aufgrund von Bewegungsmangel auftretenden Erkrankungen vorbeugen. Es werden körperliche Aktivitäten von mehr als 150 Minuten pro Woche bei einem Verbrauchsziel von 1.200 bis 1.800 kcal/Woche empfohlen. Hierbei sollen bevorzugt große Muskelgruppen mittleren bis hohen, lange andauernden Belastungen ausgesetzt werden. Der Effekt der Steigerung körperlicher Aktivität wird im Gegensatz zum Effekt der Ernährungsumstellung jedoch überschätzt. Eine Cochrane-Übersichtsarbeit mit 3.476 Patienten in 43 randomisiert-kontrollierten Studien, die den Effekt eines einjährigen Ausdauertrainings auf das Körpergewicht untersucht haben, zeigte im Mittel einen Gewichtsverlust von „nur" zwei Kilogramm, da durch die Steigerung körperlicher Aktivität auch Muskelaufbau betrieben wird, der wiederum eine Gewichtszunahme nach sich zieht.

Gewichtsreduktionsprogramme stellen eine Kombination verschiedener gewichtsreduzierender Maßnahmen dar. So werden in bestimmten Programmen beispielsweise Ernährungsumstellung und Gruppensitzungen als verhaltenstherapeutisches Element miteinander kombiniert. Die Studienergebnisse zeigen in allen kommerziellen Programmen eine teilweise deutliche Gewichtsreduktion. Allerdings sind viele Ergebnisse selektiv dargestellt und beinhalten eine Abbruchquote zwischen 15 % und 50 % aller beginnenden Patienten, was den Grad der Empfehlung ebenfalls einschränkt.

Gewichtsreduzierende Medikamente sollten nur in Kombination mit den bisher beschriebenen Basismaßnahmen erfolgen, sofern Risikofaktoren oder Begleiterkrankungen vorliegen oder die Basistherapie bislang frustran verlaufen ist. Bestimmte Arzneimittel wie Amphetamie, Diuretika, Testosteron, Thyroxin können wegen eines inakzeptablen Nutzen-Risiko-Verhältnisses nicht empfohlen werden. Ebenso findet sich für kein vertriebenes Medizinprodukt und kein Nahrungsergänzungsmittel bislang ein Nachweis der Wirksamkeit, sodass gemäß der zitierten S3-Leitlinie auch diese Maßnahmen nicht empfohlen werden können.

Die **bariatrische Chirurgie** kann durch operative Verkleinerung des Magens oder ein um den Mageneingang gelegtes Band ebenfalls als gewichtsreduzierende Maßnahme eingesetzt werden. Die primäre Indikation zur Operation ist jedoch nur gegeben, sofern die konservative Therapie mit allen anderen beschriebenen Maßnahmen keine Aussicht auf Erfolg hat, ein BMI > 50 kg/m² und schwierige psychosoziale Umstände (z. B. Immobilität, hoher Insulinbedarf) vorliegen oder Begleiterkrankungen keinen Aufschub der Gewichtsreduktion dulden. Darüber hinaus kann sekundär eine OP-Indikation bei anderen Konstellationen gestellt werden.

3.1.4 Primärpräventive Maßnahmen

Es wird derzeit kontrovers diskutiert, ob Präadipositas tatsächlich einen Krankheitswert besitzt und daher behandlungsbedürftig ist, da in bestimmten Situationen in Studien die Lebenserwartung sogar höher als bei Normalgewichtigen war. Eine Adipositas ist jedoch in jedem Fall eine behandlungsbedürftige chronische Erkrankung. Die wirksamste Maßnahme besteht in der Primärprävention der Adipositas durch Kost mit niedriger Energiedichte (hoher Wasser-und Ballaststoffgehalt, Vollkornprodukte und bestimmte Obst- und Gemüsesorten), ausreichende körperliche Aktivität und ausreichenden Schlaf. Die Behandlung von Adipositas wird jedoch auch aufgrund global steigender Prävalenz zunehmend eine gesamtgesellschaftliche Aufgabe. So wird in einigen Regionen bereits eine Steuer auf hochkalorische Getränke erhoben (z. B. in Dänemark, Frankreich, Finnland, Mexiko und Ungarn) und umfangreiche Aufklärungskampagnen versuchen, vor den Gefahren der Adipositas zu warnen.

* Lesetipps | **Literatur und Websites**

S3-Leitlinie der Deutschen Adipositas Gesellschaft zur Prävention und Therapie der Adipositas. Stand: 2014. Im Internet unter: *http://www.adipositas-gesellschaft.de/fileadmin/PDF/Leitlinien/050-001l_S3_Adipositas_Praevention_Therapie_2014-11.pdf*

Kurth, B.-M. (2012): Erste Ergebnisse aus der **„Studie zur Gesundheit Erwachsener in Deutschland"** (DEGS). Bundesgesundheitsblatt Gesundheitsforschung Gesundheitsschutz. 55. S. 980–90.

World Health Organization (2000): **Obesity – preventing and managing the global epidemic**. Report of a WHO Consultation on obesity. Technical Report Series 894. Genf. Im Internet unter: *http://www.who.int/nutrition/publications/obesity/WHO_TRS_894/en/*

3.2 Diabetes mellitus

3.2.1 Kontext der Erkrankung

Der Begriff Diabetes mellitus (**Zuckerkrankheit**) umschreibt mehrere Erkrankungen, die mit einem erhöhten Blutzuckerspiegel einhergehen. Die Bezeichnung setzt sich aus den griechischen Worten *dia* (hindurch) und *bainein* (fließen) sowie dem lateinischen Wort *mellitus* (honigsüß) zusammen. Die somit entstehende Bezeichnung „**honigsüßer Durchfluss**" wurde gewählt, da Patienten mit hohem Blutzuckerspiegel ab einem gewissen Blutzuckerwert überschüssige Glukose über den Urin ausscheiden, was einerseits zu gesteigerter Urinproduktion, andererseits zum süßlichen Geschmack des Urins führt, einem in der Antike gängigen diagnostischen Kriterium. Neben Diabetes mellitus existiert auch noch ein Diabetes insipidus (ohne Geschmack), der jedoch völlig anderen Ursprungs ist.

Diabetes mellitus (DM) hat sowohl medizinisch als auch ökonomisch eine hohe Relevanz. Es handelt sich um eine chronische Erkrankung mit großem Potenzial für **gravierende Langzeitschäden** an vielen Organen und einem intersektoralen Behandlungsbedarf, da neben der ambulanten hausärztlichen Therapie bei Entgleisungen des Blutzuckers stationäre Aufnahmen oder sogar notfallmedizinische Behandlungen erforderlich sein können. Aus den möglichen Langzeitkomplikationen (z. B. Erblindung, Amputationen, Herz-Kreislauf-Erkrankungen, Nierenfunktionsausfall) ergeben sich eine erhöhte Sterblichkeit und hohe Behandlungskosten für das Gesundheitssystem. Problematisch ist in diesem Zusammenhang, dass die Erkrankung lange Zeit ohne nennenswerte Beschwerden verläuft und damit keinen Handlungsdruck erzeugt, die Spätkomplikationen in aller Regel aber nicht mehr umkehrbar sind. Die Prävalenz der Erkrankung beträgt laut DEGS1-Studie in Deutschland 7,2 % und steigt in der Altersgruppe > 70 Jahre auf über 20 % an. Ebenso scheint die Prävalenz bei Patienten mit niedrigem Sozialstatus deutlich erhöht gegenüber Patienten mit hohem Sozialstatus (11,6 % vs. 3,0 %). Diabetes mellitus tritt häufig in Kombination mit Bluthochdruck und Fettstoffwechselstörungen auf, was als **Metabolisches Syndrom** bezeichnet wird.

Diabetes mellitus wird allgemein in zwei verschiedene in → Tabelle 10 dargestellte Typen unterschieden, die durch Sonderformen wie beispielsweise Diabetes mellitus in der Schwangerschaft (Gestationsdiabetes) und andere, meist vorübergehende Blutzuckerverwertungsstörungen ergänzt werden.

Aus den in → Kapitel 2.5.2.2 genannten Kriterien wurden sowohl für DM Typ 1 als auch DM Typ 2 Disease-Management-Programme entwickelt. Für die Prävention und Therapie des Diabetes mellitus Typ 2 existieren zudem Nationale Versorgungsleitlinien. Grundlage aller DM-Formen ist eine gestörte Aufnahme von Glukose in die Körperzellen, für die zum einen das in der Bauchspeicheldrüse produzierte Hormon **Insulin**, zum anderen die in den Körperzellen vorhandenen Insulinrezeptoren vorhanden sein müssen.

Diabetes mellitus	Typ 1	Typ 2
alternative Bezeichnungen	Jugenddiabetes insulinpflichtiger Diabetes (IDDM[6])	Altersdiabetes nicht insulinpflichtiger Diabetes (NIDDM[7])
Ätiologie	Infektionen, Autoimmunreaktion bzw. ohne erkennbare Ursache (ideopathisch)	ausgelöst durch Risikofaktoren Bluthochdruck, Übergewicht, Rauchen/Alkoholkonsum, Schlaf- und Bewegungsmangel, erhöhte Cholesterinwerte und eine genetische Veranlagung
Pathogenese	Zerstörung insulinproduzierender Langerhanszellen der Bauchspeicheldrüse mit primärem Insulinmangel	Abnahme der Insulinsensibilität in Körperzellen bei gleichzeitig gesteigerter Insulinproduktion (Insulinresistenz)
Anteil an allen Diabeteserkrankungen	ca. 10 % Erstauftreten vorwiegend im Kindes- und Jugendalter	ca. 90 % Erstauftreten mit zunehmendem Alter
Primärprävention möglich	bisher nicht	für zahlreiche Risikofaktoren gut möglich
Therapiekonzept	Insulinsubstitution	Stufentherapie

Tab. 10: Unterscheidung von Diabetes mellitus Typ 1 und 2

Die Klassifikation des Diabetes mellitus erfolgt anhand der in → Tabelle 11 dargestellten WHO-Kriterien. Hierzu wird neben einer Messung des venö-

6 IDDM: Insulin Dependant Diabetes Mellitus

7 NIDDM: Non-Insulin Dependant Diabetes Mellitus

sen Blutzuckers in Nüchternheit auch eine Messung des Blutzuckers zwei Stunden nach oraler Einnahme einer definierten Menge an Glukose als **Oraler Glukosetoleranztest (oGTT)** durchgeführt, um die Kapazität des Körpers zur Verwertung aufgenommener Zuckermengen zu überprüfen.

Einstufung	Nüchternblutzucker venös/plasmareferenziert	Blutzucker im oGTT nach zwei Stunden venös
normal	< 110mg/dl < 6,1mmol/l	< 140mg/dl < 7,8mmol/l
abnorme Nüchternglukose (IFG)	≥ 110 – < 126mg/dl ≥ 6,1 – < 7,0mmol/l	< 140mg/dl < 7,8mmol/l
gestörte Glukosetoleranz (IGT)	< 126mg/dl < 7,0mmol/l	≥ 140 – < 200mg/dl ≥ 7,8 – < 11,1mmol/l
Diabetes mellitus	≥ 126 mg/dl ≥ 7,0 mmol/l	≥ 200 mg/dl ≥ 11,1mmol/l

Tab. 11: WHO-Kriterien zur Definition des Diabetes mellitus

3.2.2 Diagnostik

Neben der Erstdiagnostik eines Diabetes mellitus sind in regelmäßigen Abständen Folgeuntersuchungen zur Einschätzung der Wirksamkeit eingeleiteter Maßnahmen, verbunden mit der Risikoabschätzung oder Entdeckung von Folgeschäden, erforderlich. Hierzu sind bei DM Typ 2 folgende Maßnahmen durchzuführen:

- Anamnese inkl. Familienanamnese inkl. aktueller Beschwerden
- körperliche Untersuchung, auch auf typische Folgeerkrankungen
- Bestimmung von Laborwerten, insbes. Blutzucker und HbA_{1c}
- technische Untersuchungen, z. B. EKG und Augenuntersuchung

Der **HbA_{1c}-Wert** beschreibt den Anteil der roten Blutkörperchen (Erythrozyten), deren roter Blutfarbstoff (Hämoglobin) an Glukose gebunden wurde (glykosiliertes Hämoglobin). Aufgrund der Lebenszeit der Erythrozyten von etwa acht Wochen ermöglicht der HbA_{1c}-Wert eine Aussage über den Verlauf der Blutzuckerwerte der letzten 4 bis 12 Wochen und wird daher auch als Langzeitblutzuckermessung oder Blutzuckergedächtnis bezeichnet.

3.2.3 Insulinsubstitution/Stufentherapie

Die Therapie des Diabetes mellitus Typ 1 erfolgt durch künstliche Zufuhr (Substitution) von **Insulinen** verschiedener Wirkdauer. Dabei kommen kurzwirksame Insuline unmittelbar vor Mahlzeiten und Insuline mit Langzeitwirkung zur kontinuierlichen Senkung des Blutzuckerspiegels zur Anwendung. Insulin kann nicht in Tablettenform aufgenommen werden, sondern muss ins Unterhautfettgewebe gespritzt werden.

Die Therapie des Diabetes mellitus Typ 2 wiederum erfolgt in Form einer **Stufentherapie**, an deren Anfang individuelle Therapieziele zur Prävention von Folgekomplikationen mit dem Patienten vereinbart werden im Hinblick auf:

- Lebensstil
- Glukosestoffwechsel
- Lipidstatus
- Körpergewicht
- Blutdruck
- Zielwert des HbA_{1c} zwischen 6,5 % und 7,5 %

Die Behandlung eines DM Typ 2 beginnt mit der sogenannten **Basistherapie**, bestehend aus Schulung des Patienten, Ernährungstherapie, Steigerung der körperlichen Aktivität, Raucher-Entwöhnung und ggf. weiteren Maßnahmen je nach Begleiterkrankungen. Sofern der vereinbarte Zielwert des HbA_{1c}-Wertes erreicht wird, muss unter Beibehaltung der Basistherapie auf die jeweils nächsthöhere Therapiestufe eskaliert werden. Die zweite Stufe besteht in der Therapie mittels eines blutzuckersenkenden Medikamentes in Tablettenform (orales Antidiabetikum), die dritte Stufe kombiniert mehrere orale Antidiabetika oder stellt die Behandlung auf Insulin um, in der vierten Stufe kommen schließlich sowohl Insulin als auch orale Antidiabetika zur Anwendung. Hier sind für Metformin und Sulfonylharnstoffe Studienergebnisse vorhanden, die eine günstige Beeinflussung patientenrelevanter Endpunkte belegen. Für andere Medikamente wie Alpha-Glukosidasehemmer, Glitazone (Insulinsensitizer) sowie DPP-4- und SGLT2-Inhibitoren konnten diese Effekte bislang nicht nachgewiesen werden.

3.2.4 Prognose und Perspektiven

Wie in → Kapitel 2.5.4 beschrieben, zeichnet sich durch Einführung von DMPs für Diabetes-mellitus-Patienten mit einer leitliniengestützten Therapie sowie Schulungsprogrammen zur Vermeidung von Langzeitschäden einerseits eine Verbesserung der Behandlung ab. Andererseits deuten epidemiologische Untersuchungen auf eine deutliche Zunahme der Prävalenz hin. Dies kann zum einen durch den demographischen Wandel, zum anderen durch die Zunahme eines ungesunden Lebensstils begründet sein, sodass insbesondere der Stärkung primärpräventiver Maßnahmen eine erhöhte Bedeutung zukommen sollte.

* Lesetipps | **Literatur und Websites**

Faktenblatt der **DEGS1-Studie zur Prävalenz von Diabetes mellitus**. Im Internet unter:
http://www.rki.de/DE/Content/Gesundheitsmonitoring/Gesundheitsberichterstattung/GBEDownloadsF/degs1/Diabetes_mellitus.pdf;jsessionid=95706DDB0E0DCCF403CBBF9401060626.2_cid298?__blob=publicationFile

Nationale Versorgungsleitlinien für Diabetes mellitus Typ 2. Im Internet unter: *http://www.leitlinien.de/nvl/diabetes*

World Health Organization (2006): **Definition and Diagnosis of Diabetes Mellitus and Internediate Hyperglycemia.** Genf. Im Internet unter: *http://www.who.int/diabetes/publications/Definition%20and%20diagnosis%20of%20diabetes_new.pdf*

Deutsche Diabetes-Hilfe (2015): **Deutscher Gesundheitsbericht Diabetes 2015.** Im Internet unter:
http://www.diabetesde.org/fileadmin/users/Patientenseite/PDFs_und_TEXTE/Infomaterial/Gesundheitsbericht_2015.pdf

3.3 Arterielle Hypertonie

✱ Exkurs | **das Herz-Kreislauf-System verstehen**

Das Herz, ein etwa faustgroßes muskuläres Hohlorgan, pumpt über ein autonomes Reizleitungssystem gesteuert kontinuierlich Blut durch den menschlichen Körper, um so alle Zellen mit Sauerstoff und Nährstoffen zu versorgen. Dazu zieht ein Blutgefäßsystem durch den menschlichen Körper bestehend aus **Arterien** (Blutgefäße, die vom Herzen wegführen) und **Venen** (Blutgefäße, die zum Herzen führen). Der Blutkreislauf besteht aus zwei miteinander in Verbindung stehenden Systemen, dem Lungenkreislauf, der Herz und Lunge zwecks Anreicherung des Blutes mit Sauerstoff in der Lunge und Rücktransport zum Herzen verbindet, und dem Körperkreislauf, der sauerstoffreiches Blut in die Organe und Gewebe transportiert und schließlich wieder am Herzen endet. Durch den Herzschlag wird eine Druckwelle (**Puls**) erzeugt, die den Blutfluss im Körper auch gegen die Schwerkraft ermöglicht.

Herzfrequenz und Blutdruck sind mit einfachen Mitteln messbar. Während die Herzfrequenzbestimmung durch Pulsmessung beispielsweise am Handgelenk erfolgt, werden bei der Blutdruckmessung mittels einer Blutdruckmanschette zwei Werte, ein oberer Blutdruckwert (**Systole**) und ein unterer Blutdruckwert (**Diastole**), in der Einheit Millimeter Quecksilbersäule (mmHg) bestimmt. Herzfrequenz und Blutdruck sind von verschiedenen Einflussfaktoren abhängig, ermöglichen bei Anstieg eine höhere körperliche Leistungsfähigkeit, was in der Evolution bei Flucht oder in einer Kampfsituation einen Vorteil ergab. Jedoch müssen diese Funktionen innerhalb gewisser Ober- und Untergrenzen dauerhaft stabil bleiben, um die Funktionsfähigkeit des menschlichen Körpers und insbesondere die Sauerstoffversorgung des Gehirns zu gewährleisten.

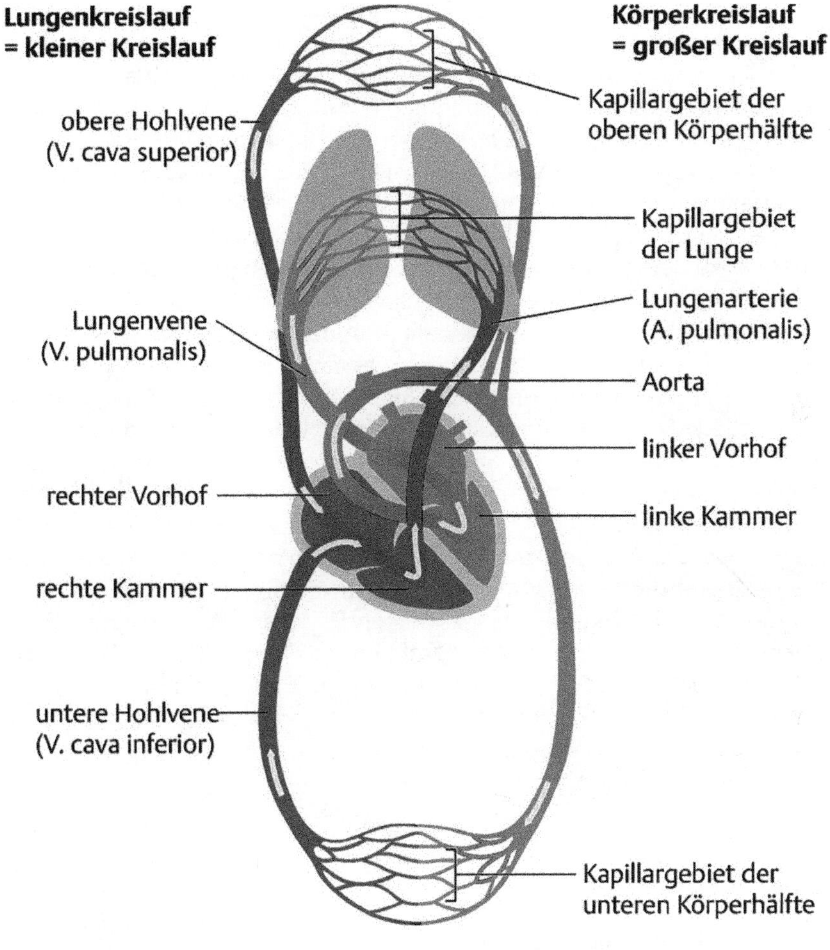

Abb. 10: Schematische Darstellung des Herz-Kreislauf-Systems
Quelle: Al-Abtah, Jallal; Ammann, Angelika; Bensch, Sandra; et al. (2015): I care Pflege, Stuttgart

3.3.1 Kontext der Erkrankung

Als Hypertonus bezeichnet man abgeleitet von den lateinischen Begriffen *hyper* (über) und *tonus* (Druck) einen zu hohen Druck in einem System. Im medizinischen Kontext ist der Begriff vor allem für die Beschreibung eines Überdrucks im Blutkreislaufsystem gebräuchlich. Hierbei werden die arterielle Hypertonie als Blutdruckerhöhung im Körperkreislauf, die pulmonale Hypertonie im Lungenkreislauf, die portale Hypertonie im Pfortaderbereich sowie vorübergehende Hypertonien durch Erkrankungen, Medikamenteneinnahme oder als Komplikation in ca. 10 % aller Schwangerschaften unterschieden. Die mit Abstand häufigste Erkrankung, auf die im Folgenden fokussiert werden soll, ist die **arterielle Hypertonie (aHT)**. Die aHT ist aufgrund ihrer hohen Prävalenz von 44 % in der Altersgruppe der über 35-Jährigen und ihrer **enormen möglichen Folgeschäden** (Herz-Kreislauf-Erkrankungen, Schlaganfälle, Diabetes mellitus etc.) eine Volkskrankheit mit hohem medizinischen und ökonomischen Handlungsbedarf. So steigt bei Vorliegen einer unbehandelten Hypertonie das Risiko einer Erkrankung des Herz-Kreislauf-Systems von 1,4 % auf bis zu 40 % an, wobei diese kardiovaskulären Erkrankungen derzeit die häufigste Todesursache in Deutschland darstellen. Etwa 85 % aller aHTs werden als primär bzw. essentiell bezeichnet, was zum Ausdruck bringen soll, dass keine singuläre Ursache identifiziert und somit nicht kausal behandelt werden kann. In 15 % aller Fälle hingegen, den sekundären Hypertonien, ist eine einzelne Ursache erkennbar, die oft auch kausal behandelbar ist. Die WHO teilt die aHT in drei Grade ein: Grad 1 beschreibt eine aHT ohne Schäden an Endorganen, Grad 2 eine aHT mit Schäden an Endorganen und Grad 3 eine aHT mit kardiovaskulären Folgeerkrankungen.

Kategorie	systolisch (mmHg)	diastolisch (mmHg)
optimaler Blutdruck	< 120	< 80
normaler Blutdruck	120–129	80–84
hoch-normaler Blutdruck	130–139	85–89
milde Hypertonie (Grad 1)	140–159	90–99
mittlere Hypertonie (Grad 2)	160–179	100–109
schwere Hypertonie (Grad 3)	> 180	> 110
isolierte systolische Hypertonie	> 140	< 90

Tab. 12: AWMF-Klassifikation der Hypertonie

Die Klassifikation der Hypertonie erfolgt anhand des gemessenen Blutdrucks wie beispielsweise bei der **AWMF-Klassifikation** in → Tabelle 12. Als **Risikofaktoren** für die Entstehung einer aHT gelten:

- eine genetische Disposition
- Rauchen
- Adipositas
- Bewegungsmangel
- Stress
- hoher Kochsalzkonsum
- hoher Alkoholkonsum

Hieraus wird bereits das hohe primärpräventive Potenzial im Rahmen der persönlichen Lebensführung ersichtlich.

Ähnlich wie der Diabetes mellitus Typ 2 im frühen Stadium ist sie allerdings kaum durch nennenswerte Symptome gekennzeichnet, weshalb die aHT auch als **Silent Killer** bezeichnet wird. Gelegentlich treten bei Bluthochdruck eher unspezifische Symptome wie Kopfschmerzen, Schwindel, Abgeschlagenheit oder Nasenbluten auf. Bluthochdruckkrisen können sich durch Atembeschwerden, Engegefühl in der Brust (Angina pectoris), einem Klopfgefühl im Brustkorb (**Palpitationen**), Übelkeit, Sehstörungen, Nervosität oder erhöhtem Harndrang bemerkbar machen.

3.3.2 Diagnostik

Im Rahmen der Hypertoniediagnostik kommen neben der Anamnese folgende Untersuchungsverfahren zum Einsatz:

- Ruheblutdruckmessung (Cave: Weißkitteleffekt[8])
- Auskultation (Herz, Halsschlagadern, Bauchraum)
- Augenhintergrunduntersuchung (Ophthalmoskopie)
- Bestimmung verschiedener Laborwerte
- Untersuchung kardiovaskulärer Risikofaktoren (z. B. Cholesterin, Blutzucker)
- Elektrokardiogramm (EKG)
- Herzultraschalluntersuchung (Echokardiografie)

---

8 Weißkitteleffekt: Eine durch Aufregung erzeugte, nicht-krankhafte Blutdruckerhöhung, die durch die Untersuchung selbst entsteht.

Differentialdiagnostisch sind Ursachen der sekundären Hypertonie wie Nierenerkrankungen, Störungen im Hormonhaushalt, Gefäßerkrankungen, Tumoren, psychiatrische Erkrankungen und schmerzbedingte Hypertonien zu unterscheiden.

3.3.3 Therapeutische Konzepte

Während sekundäre Hypertonien in erster Linie kausal therapiert werden, sollte bei der primären/essentiellen aHT in Abhängigkeit der Blutdruckhöhe sowie dem Vorhandensein von Risikofaktoren stratifiziert vorgegangen werden. So empfehlen die Leitlinien der European Society of Hypertension (ESH) und European Society of Cardiology (ESC) aus dem Jahr 2013 ab Hypertension Grad 1 oder hochnormalem Blutdruck und vorhandenen Risikofaktoren grundsätzlich je nach vorhandenem Lebensstil Anpassungen desselben. Hierzu zählen:

- Reduktion der Kochsalzaufnahme (5–6 g/d)
- Reduktion des Alkoholkonsums (♂< 30g/d; ♀< 20 g/d)
- Verzicht auf Nikotin
- ausgewogene Ernährung mit Obst, Gemüse und fettarmen Lebensmitteln
- Reduktion des Körpergewichts (BMI 25 kg/m^2)
- Reduktion des Körperumfangs (♂< 102cm; ♀< 88 cm)
- moderates körperliches Training (30 min. 5–7 d/Woche)

Sofern diese Änderungen nicht ausreichen, um einen normalen bzw. hochnormalen Blutdruck zu erreichen, wird eine blutdrucksenkende (**antihypertensive**) Therapie begonnen. Hierbei kommen verschiedene Medikamentengruppen zum Einsatz, die je nach Beschwerden in die Steuerung von Herzfrequenz oder Blutgefäßwiderstand oder die hormonelle Blutdruckregulation eingreifen. Ziel sollte in jedem Fall ein systolischer Blutdruckwert < 140 mmHg und ein diastolischer Wert < 90 mmHg sein.

3.3.4 Prognose

Durch adäquate antihypertensive Therapie kann die Inzidenz hypertonieassoziierter Folgeerkrankungen deutlich reduziert werden. So publizierten *Neal* und Kollegen im Jahr 2000 in der Zeitschrift The Lancet eine Übersichtsarbeit, die eine Senkung der Inzidenz von Schlaganfällen, Herzinfarkten und Herzinsuffizienz je nach eingesetzter antihypertensiver Therapie um etwa 20 % bis 40 % zeigt. Allerdings erreichen nicht alle Patienten selbst unter leitliniengerechter antihypertensiver Therapie hochnormale oder normale Blutdruckwerte.

✱ Lesetipps | **Literatur und Websites**

ESC Pocket Leitlinien zur Therapie der arteriellen Hypertonie. Im Internet unter: *http://leitlinien.dgk.org/files/2014_Pocket-Leitlinien_Arterielle_Hypertonie.pdf*

Neal, B.; MacMahon, S.; Chapman, N. (2000): **Blood Pressure Lowering Treatment Trialists' Collaboration.** Effects of ACE inhibitors, calcium antagonists, and other blood-pressure-lowering drugs: Results of prospectively designed overviews of randomised trials. Blood Pressure Lowering Treatment Trialists' Collaboration. The Lancet. Im Internet unter: *http://www.thelancet.com/journals/lancet/article/PIIS0140-6736(00)03307-9/abstract*

3.4 Akutes Koronarsyndrom

3.4.1 Kontext der Erkrankung

Das Herz wird wie alle Muskeln im menschlichen Körper über den Blutkreislauf mit Sauerstoff und Nährstoffen versorgt. Hierzu entspringen aus der Hauptschlagader (**Aorta**) Blutgefäße, die sich wie ein Kranz um den Herzmuskel verteilen und daher auch als Herzkranzgefäße bezeichnet werden. Kommt es zu einer Verengung oder gar einem Verschluss eines dieser Gefäße (**Infarkt**), wird das dahinterliegende Muskelgewebe durch verminderten Blutfluss nicht mehr ausreichend mit Sauerstoff und Nährstoffen versorgt, was als Ischämie bezeichnet wird. Da es sich bei dem unterversorgten Gewebe um Muskulatur handelt, ist neben dem Begriff Herzinfarkt auch die Bezeichnung **Myokardinfarkt** geläufig, abgeleitet von den lateinischen Wortbestandteilen *myo* (Muskel) und *kardio* (Herz). Hierdurch kann die betroffene Muskulatur sich nicht mehr im erforderlichen Umfang am Zusammenziehen des Herzmuskels (Herzkontraktion) beteiligen. Je größer das betroffene Gebiet ist, desto gravierender ist die Reduktion der Herzleistung. Im schlimmsten Fall kommt es zu einem Herz-Kreislaufstillstand, der zu einer Unterversorgung aller Körperzellen, insbesondere der Nervenzellen im Gehirn führt. Während die Ischämie-Toleranz des Herzmuskelgewebes ca. 15–30 Minuten beträgt, führt ein Herz-Kreislaufstillstand unbehandelt binnen weniger Minuten zur irreparablen Schädigung des Gehirns und schließlich zum Tod des Patienten. Der Herzinfarkt ist somit ein absoluter medizinischer Notfall. Die Prävalenz der Erkrankung in Deutschland beträgt 300/100.000 Einwohnern/Jahr, was einer jährlichen Zahl von etwa 280.000 Herzinfarkten entspricht. Die Sterblichkeitsrate bei Herzinfarkt beträgt ca. 20 %, wobei sie mit zunehmendem Alter des Infarktpatienten steigt. Zusammen mit der **Koronaren Herzkrankheit (KHK)** ist der Herzinfarkt die häufigste angegebene Todesursache in Deutschland. Die jährlichen Therapiekosten belaufen sich laut Weißbuch Herz 2013 des IGES[9] im deutschen Gesundheitssystem auf ca. 1,84 Milliarden Euro und sind zwischen 2002 und 2008 überproportional zu Therapien anderer Erkrankungen um 74 % gestiegen.

Die aktuelle Klassifikation des Herzinfarktes erfolgt in Abgrenzung zu vorübergehender Brustenge (**Angina pectoris**), die als pektorale Beschwerden von weniger als 20 Minuten Dauer definiert sind. Beschwerden längerer Dauer gelten als **Akutes Koronarsyndrom (ACS[10])**, das wiederum aufgeteilt wird je nach den in → Abbildung 11 dargestellten EKG-Befunden eingeteilt in:

- Herzinfarkt mit ST-Streckenhebung (STEMI[11])
- Instabile Angina pectoris
- Herzinfarkt ohne ST-Streckenhebung (NSTEMI[12])

---

9 IGES: Institut für Gesundheits- und Sozialforschung

10 ACS: engl. Acute Coronary Syndrom

11 STEMI: ST-Elevation Myocardial Infarction

12 NSTEMI: Non- ST-Elevation Myocardial Infarction

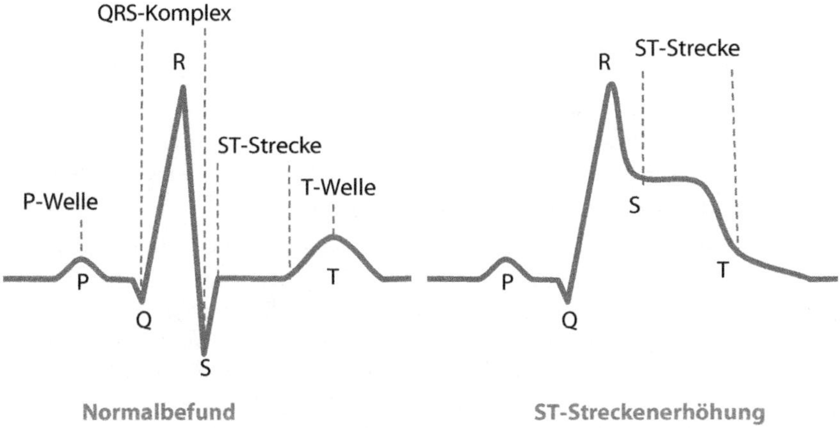

Abb. 11: EKG im Normalbefund und bei STEMI

Die **Risikofaktoren** haben einen hohen Deckungsgrad zu den in den → Kapiteln 3.1, → 3.2 und → 3.3 genannten Ursachen. Hierunter fallen: Patientenalter, Rauchen, Hypertonie, Diabetes mellitus, Fettstoffwechselstörungen, Adipositas, Bewegungsmangel, Stress und genetische Veranlagung. Männer sind zudem häufiger vom ACS betroffen als Frauen.

Durch die genannten Risikofaktoren kommt es im Bereich der Herzkranzgefäße zu einer Verkalkung und damit einhergehenden Verengung der Gefäße. Löst sich ein Teil der Ablagerungen oder gelangt ein Blutgerinnsel (Thrombus) in die Herzkranzgefäße, kann es zum Infarkt kommen. Ebenso verschlimmert ein reflektorisches Zusammenziehen der Herzkranzgefäße (Koronarspasmus) bei Sauerstoffmangel das Geschehen.

Symptome des ACS können sein:

- plötzlich einsetzender Brustschmerz
- Druckgefühl hinter dem Brustbein (retrosternal)
- Schmerzausstrahlung in linken Arm, Kiefer oder Rücken möglich
- Unruhe, Angst
- Übelkeit

Etwa 20 % aller Herzinfarkte verlaufen jedoch „stumm", ohne charakteristische Symptome.

3.4.2 Diagnostik

Die Diagnostik des ACS besteht neben der Anamnese und körperlichen Untersuchung in der Anfertigung eines sogenannten **12-Kanal-EKG**s in Ruhe mit ST-Streckenüberwachung – aufgrund moderner Medizintechnik in vielen Regionen bereits im Rettungswagen verfügbar – und der Analyse zahlreicher **Laborparameter** zur Sicherung bzw. dem Ausschluss einer Myokardischämie bzw. wichtiger Differentialdiagnosen.

Aufgrund der räumlichen Beziehung des Herzens zu zahlreichen Organen sind vielfältige Differentialdiagnosen denkbar, die aus Beschwerden des Herzens, der Lunge, des Verdauungsweges, der Gefäße, des Bewegungsapparates, des Gefäßsystems oder gar durch Blutarmut (Anämie) oder Infektionen ausgelöst werden können. Da jedoch nur wenige Differentialdiagnosen annähernd zeitkritisch wie ein ACS sind, werden pektorale Beschwerden bis zum Beweis des Gegenteils als ACS angesehen und dementsprechend überwacht.

3.4.3 Therapeutische Konzepte

Je nach Ausprägung des ACS kann neben der rettungsdienstlichen Alarmierung eine **Herz-Lungen-Wiederbelebung** durch Laien notwendig sein. Diese einfache aber lebensrettende Maßnahme sollte von jedem Erwachsenen beherrscht werden, da ein entsprechender Notfall jederzeit im Familien- oder Freundeskreis sowie im beruflichen Umfeld auftreten kann. Auch wenn Patienten bei milderen Verläufen noch uneingeschränkt kontaktfähig sind, sollte eine notfallmedizinische Behandlung sofort eingeleitet werden. Die Therapie des ACS sollte bei Myokardinfarkt idealerweise innerhalb der ersten Stunde (golden hour) nach Beginn des Ereignisses beginnen, was wiederum hohe Anforderungen an die präklinische Infrastruktur sowie die Übergabeprozesse an die weiterversorgenden Einrichtungen stellt. Neben der Möglichkeit des Auflösens eines Blutgerinsels kommt insbesondere aufgrund der guten Verfügbarkeit interventioneller Versorgungseinrichtungen eine invasive Wiedereröffnung des Gefäßes mittels Dilatation (**PTCA**[13]) über einen durch die Leistenschlagader eingeführten Katheter mit Ballon und ggf. einer einzusetzenden Gefäßprothese (**Stent**) vielfach als Mittel der Wahl in Betracht. Sollten diese Versuche fehlschlagen, ist eine Eröffnung des Brustkorbes mit einer chirurgischen Inter-

---

[13] PTCA: Percutaneous Transluminal Coronary Angioplasty

vention durch Einfügen von Umgehungskreisläufen im Bereich der Herzkrankgefäße (**Koronarbypasschirurgie**) indiziert.

3.4.4 Prognose und Präventive Maßnahmen

Die Prognose eines Myokardinfarktes galt bis vor ca. 100 Jahren in nahezu allen Fällen als infaust. Mit der Entwicklung blutgerinselauflösender (thrombolytischer) Medikamente und der Ballondilatation, einer Optimierung des prä- und innerklinischen Managements zur Verkürzung der Ischämiezeit, konnte trotz steigender Inzidenz der Erkrankung die Sterblichkeitsrate im letzten Jahrzehnt um ein Drittel reduziert werden. Ein Schwerpunkt weiterer Verbesserungen muss sicher, wie bei Diabetes und Bluthochdruck, im Ausbau der Umsetzung primärpräventiver Maßnahmen liegen.

* Lesetipps | **Literatur und Website**

Lottmann, K.; Klein, S.; Bleß, H.-H. (2013): **Weißbuch Herz**. Versorgung des Akuten Koronarsyndroms in Deutschland. Stuttgart.

ESC Pocket Leitlinien zur Therapie des Akuten Koronarsyndroms mit und ohne ST-Streckenhebung.
Im Internet unter: *http://leitlinien.dgk.org/stichwort/akutes-koronarsyndrom/*

3.5 Schlaganfall

3.5.1 Kontext der Erkrankung

Das Gehirn ist das Organ mit der höchsten Durchblutungsrate und dem höchsten Sauerstoff- und Energiebedarf im Verhältnis zur Organmasse. Es wird im Wesentlichen über die Halsschlagadern (Carotis-Arterien) mit Blut versorgt, die sich in ein komplexes System von Blutgefäßen verzweigen, um so die Nervenzellen im Gehirn mit Blut zu versorgen. Kommt es in Folge eines Gefäßverschlusses (**Ischämie**) oder einer Blutung durch Gefäßverletzung (**Hämorrhagie**) in diesem System zu einer Unterversorgung bestimmter Gehirnregionen, wird von einem Schlaganfall bzw. dem englischen Begriff *Stroke* gesprochen. Der Begriff Schlaganfall leitet sich der von

Hippocrates gewählten Bezeichnung **Apoplexia** ab, die dem griechischen Wort *apoplessein* (niederschlagen) entspringt.

Der Umfang und die Art der Beeinträchtigung bei einem Schlaganfall hängen jeweils vom betroffenen Hirnareal ab. Da Nervenzellen bei Sauerstoffmangel binnen Minuten absterben, kann es bei einem Schlaganfall zu einem massiven, irreparablen, ggf. sogar tödlich verlaufenden Ausfall wichtiger Hirnfunktionen kommen. Zwar verfügt das menschliche Gehirn über etwa 100 Milliarden Nervenzellen (Neuronen), die durch ca. 100 Billionen Verzweigungen (Synapsen) verbunden sind, aber während eines Schlaganfalls gehen pro Minute ca. 2 Millionen Nervenzellen zugrunde[14], durchschnittlich pro Schlaganfall 1,2 Milliarden Neurone. Im Umfeld der unmittelbar betroffenen Neuronen, die in aller Regel nicht zu retten sind, befindet sich minderdurchblutetes Gewebe, das als **Penumbra** (lat. Halbschatten) bezeichnet wird. Diese Zellen sind ebenfalls vom Absterben bedroht, können aber durch rechtzeitige Therapie gerettet werden. Problematisch ist, dass der betroffene Bereich des Gehirns bei Sauerstoffmangel reflektorisch anschwillt, so umliegendes Gewebe ebenfalls in Mitleidenschaft zieht und ggf. eine hirndrucksenkende Therapie eingeleitet werden muss. Vom Schlaganfall abzugrenzen ist eine vorübergehende (transitorische) Minderdurchblutung, die als **Transitorisch Ischämische Attacke (TIA)** bezeichnet wird, deren Symptome sich aber innerhalb von 24 Stunden wieder vollständig zurückbilden. In Deutschland sind vom Ischämischen Schlaganfall ca. 180/100.000 Menschen jährlich betroffen, wobei ca. 80 % dieser Patienten älter als 60 Jahre sind, während die Inzidenz des hämorrhagischen Schlaganfalls in Deutschland anders als beispielsweise in Asien mit 20/100.000 Menschen jährlich deutlich geringer als die des Ischämischen Schlaganfalls ist. Insgesamt werden somit ca. 300.000 Patienten mit Schlaganfall und ca. 100.000 Patienten mit TIA behandelt. Da ein Drittel der überlebenden Patienten bleibende Gesundheitsschäden erleidet, zählt der Schlaganfall wie auch das Akute Koronarsyndrom daher zu den absoluten und zeitkritischen medizinischen Notfällen. Die ökonomischen Kosten des Schlaganfalls sind ebenfalls erheblich, da einerseits bei Schlaganfällen junger Patienten lange Zeiten der Arbeitsunfähigkeit entstehen können und andererseits die Folgekosten durch

[14] Dies entspricht hintereinander gereiht einer Länge von ca. 7000 Kilometern bzw. der Distanz Berlin–Peking.

Arbeitsunfähigkeit, medizinisch wie beruflicher Rehabilitation oder dauerhafte Pflegebedürftigkeit der Patienten immens sind. Die **Risikofaktoren** des Schlaganfalls beinhalten modifizierbare und nicht modifizierbare Risikofaktoren, die einen hohen Deckungsgrad mit denen bereits vorgestellter Krankheitsbilder aufweisen: Zu den nicht modifizierbaren Faktoren zählen genetische Veranlagung, ethnische Zugehörigkeit, Geschlecht oder Alter. Die modifizierbaren Risikofaktoren sind Hypertonie, Nikotinkonsum, ein erhöhter Cholesterinspiegel im Blut, Diabetes mellitus, Adipositas und bestimmte Herzrhythmusstörungen.

Typische in der Regel plötzlich auftretende **Anzeichen eines Schlaganfalls** können je nach betroffener Hirnregion sein:

- einseitige Lähmung einer Körperseite, Gesichtshälfte (herabhängender Mundwinkel), eines Arms oder Beins
- einseitiges Taubheitsgefühl in Arm, Bein oder Gesichtsbereich
- Sehstörungen bis hin zur vorübergehenden Erblindung
- Sprechstörungen bis hin zum Verlust des Sprachvermögens
- verminderte Ausdrucksfähigkeit (z. B. sinnlose Äußerungen, Wortfindungsstörungen)
- Störung des Sprachverständnisses (Anweisungen können nicht umgesetzt werden)
- Gleichgewichtsstörungen
- Schwindel
- Bewusstlosigkeit
- starke Kopfschmerzen (vor allem bei Hämorrhagischem Schlaganfall)

3.5.2 Diagnostik

Die Diagnostik sollte unter dem Leitsatz „**time is brain**“ so zügig wie möglich erfolgen. Da die Therapie eines Ischämischen Schlaganfalls (Auflösen des Blutgerinsels, Hemmung der Blutgerinnung) grundsätzlich entgegengesetzt verläuft als bei einem Hämorragischen Schlaganfall (Stoppen der Blutung), muss vor Einleitung der Therapie durch ein **bildgebendes Verfahren** die Ursache des Schlaganfalls festgestellt werden. Dies kann mittels einer sehr schnell durchzuführenden Computertomographie (CT) oder der noch aussagekräftigeren Magnetresonanztomographie erfolgen, die allerdings deutlich länger dauert als ein CT.

Zur weiteren Diagnostik zählen je nach Schwere der Erkrankungen und Befund in der Bildgebung neben der Anamnese die klinische-neurologische Untersuchung, bestimmte Blutwerte, Doppler-/Duplexsonographie, EKG, Echokardiographie, Lumbalpunktion, Angiographie und ggf. Elektroencephalogramm (EEG).

Mit Hilfe der Basisdiagnostik können neben der Unterscheidung eines ischämischen und eines hämorrhagischen Schlaganfalls folgende **Differentialdiagnosen** bestätigt bzw. ausgeschlossen werden: Sinus-/Venenthrombose, epileptischer Krampfanfall mit sogenannter TODD Parese, Unterzuckerung (Hypoglykämie), hypertensive Krise, komplizierte Migräne, Meningitis/Enzephalitis sowie psychische Störungen.

Aufgrund der zeitkritischen Therapieindikation sollte jeder Verdacht eines Schlaganfalls so schnell wie möglich diagnostiziert und bei Vorliegen eines Schlaganfalls schnellstmöglich therapiert werden. Hierzu wurden in Deutschland besonders ausgestattete **Stroke Units** etabliert, in denen sowohl Diagnostik als auch Therapie rund um die Uhr, sowohl personell als auch strukturell zeitnah gewährleistet werden.

3.5.3 Therapeutische Konzepte

Die Basistherapie des Schlaganfalls besteht in der kontinuierlichen und intensiven Überwachung der Körperfunktionen des Patienten mit dem Ziel, beispielsweise Körpertemperatur und Blutzuckerspiegel im Normbereich zu halten. Eine Vorbeugung vor Blutgerinseln (Thomboseprophylaxe) ist ebenfalls indiziert. Besteht bei einem ischämischen Schlaganfall die Möglichkeit, die Behandlung innerhalb von viereinhalb Stunden nach dem Ereignis (oder der letzten beobachteten normalen Situation) durchzuführen, kann eine blutgerinselauflösende Therapie (**Lyse**) versucht werden, um den verschlossenen Teil des Blutgefäßsystems wieder zu öffnen. Die mechanische Entfernung von Thromben durch das Gefäßsystem wie im Fall der in → Kapitel 3.4.3 beschriebenen PTCA zeigt bislang widersprüchliche und teilweise schädliche Effekte und ist daher im Gegensatz zur Lyse als experimentell zu betrachten.

Bei einem hämorrhagischen Schlaganfall hingegen wäre eine Lysetherapie tödlich. Hier stehen neben der konservativen Therapie zur Senkung des Hirndrucks die operative Entlastung der Blutung und im Verlauf der Verschluss der Blutungsquelle im Vordergrund. Dieser kann bei einer häufig ursächlichen Gefäßaussackung (**Aneurysma**) je nach Lage und Größe durch Setzen eines Verschlusses (**Clipping**) oder durch Füllung des Aneurysmas mittels Spiraldrähten (**Coiling**) erfolgen.

Die allgemeine anschließende Therapie besteht in der Vermeidung sekundärer Komplikationen wie Schluckstörungen, Harnverhalt oder neue Thrombosen durch entsprechende Maßnahmen wie der Anlage einer Magensonde, eines Blasendauerkatheters und der optimalen Einstellung des Blutgerinnungssystems. Ebenso sollte so früh wie möglich mit der medizinischen Rehabilitation des Patienten begonnen werden, um verlorengegangene Körperfunktionen und damit die weitgehende Selbständigkeit des Patienten wiederzuerlangen.

3.5.4 Prognose und Perspektiven

Die Prognose eines Schlaganfalls ist stark von Art und Umfang der Minderdurchblutung abhängig. Ausgedehnte Schlaganfälle, insbesondere große Blutungen, können unmittelbar zum Tod des Patienten oder dauerhaftem Koma führen. Die Sterblichkeit innerhalb des ersten Jahres nach Schlaganfall beträgt aufgrund von Folgekomplikationen ca. 20 % und stellt damit die dritthäufigste Todesursache dar. Das Risiko, innerhalb von fünf Jahren einen weiteren Schlaganfall zu erleiden, liegt bei ca. 14–18 %. Von den 80 % der überlebenden Patienten sind zwei Drittel im ersten Jahr auf fremde Hilfe angewiesen, 15 % müssen sogar in eine Pflegeeinrichtung.

Die Einrichtung nach definiertem Mindeststandard ausgestatteter Stroke Units führte gemäß einer Systematischen Cochrane-Übersichtsarbeit aus dem Jahr 2013 gegenüber der bisherigen Behandlung sowohl zu einer Senkung der Sterblichkeit (ARR 6 %, RRR 26 %, NNT 17) als auch zu einer Reduktion der Pflegebedürftigkeit (ARR 10 %, RRR 16 %, NNT 11)[15].

Aufgrund der in Europa hohen Prävalenz ischämischer Schlaganfälle wurde in Berlin das Modelprojekt **STEMO**[16] zur Verkürzung der Zeit bis zur Durchführung der Lysetherapie initiiert. Kern des Projektes ist ein Rettungswagen, der mit einem CT, Lysemedikamenten und entsprechend geschultem Personal ausgestattet ist, um die Therapie bereits präklinisch

---

[15] Zur Interpretation der Studienergebnisse siehe → Kapitel 2.3.6.2

[16] STEMO: **St**roke **E**insatz-**Mo**bil

beginnen zu können und somit die Folgeschäden noch weiter zu reduzieren. Ob diese Art der Versorgung auch außerhalb eines Ballungsraums wie Berlin sinnvoll einsetzbar ist und die vergleichsweise hohen Ressourcen zum Unterhalt des STEMO rechtfertigt, bleibt jedoch abzuwarten.

✱ Lesetipps | **Websites**

Leitlinien-Sammlung der Deutschen Schlaganfall Gesellschaft e. V.
Im Internet unter: *http://www.dsg-info.de/leitlinien.html*

Bericht über den Einsatz des STEMO der Berliner Feuerwehr. Im Internet unter: *http://www.schlaganfallforschung.de/start/*

3.6 Krebserkrankungen

3.6.1 Kontext der Erkrankung

Eine Krebserkrankung wird in der Medizin definiert durch das Vorliegen einer Gewebeneubildung (**Neoplasie**), die gewisse Kriterien der Bösartigkeit (**Malignität**) erfüllt. Die hieraus entstehende Geschwulst wird mit dem lateinischen Begriff **Tumor** umschrieben. Der Begriff Krebs leitet sich aus dem griechischen Wort *Karkinos* (Krebs) ab, der bereits in der Antike für diesen Formenkreis der Erkrankungen verwendet wurde.

Zu den ca. 100 verschiedenen Formen Krebsarten zählen:

- **Karzinome**
  Tumoren des Deck-und Drüsengewebes (Epithel),
- **Sarkome**
  Tumoren des Bindegewebes (Mesenchyms),
- **Blastome**
  Tumoren des embryonalen Gewebes
- **Hämoblastosen**
  maligne Erkrankungen des blutbildenden Systems
  (z. B. Leukämien)

Von malignen Neoplasien abzugrenzen und in der Fachwelt nicht als Krebserkrankung angesehen sind gutartige (benigne) Tumore, wie beispielsweise Lipome oder Muttermale. Einige der gutartigen Tumoren können jedoch im Lauf der Zeit zu malignen Neoplasien entarten, wie beispielsweise Adenome des Darms.

Maligne Tumoren weisen im Gegensatz zu gutartigen Tumoren je nach Art und Stadium der Erkrankung gewisse Merkmale (**Malignitätskriterien**) auf. Hierzu zählen:

- Einwachsen in anderes Gewebe über Gewebsgrenzen hinweg (infiltrierendes Wachstum)
- Zerstörung des umliegenden Gewebes (Gewebsdestruktion)
- Bildung von Tochtergeschwülsten (Metastasen) über den Blutweg (hämatogen), die Lymphbahnen (lymphogen) oder Körperhöhen (kavitär)

Primärtumor (T)		regionale Lymphknoten (N)	
T0	kein Anzeichen eines Primärtumors (z. B. nach Chemotherapie)	N0	keine Anzeichen für Lymphknotenbefall
Tis	Tumor ohne Infiltration der Basalmembran	N1	1–3 in der Achsel
T1	größte Tumorausdehnung < 2cm	N2	4–9 in der Achsel
		N3	≥ 10 in der Achsel/claviculär
T2	größte Tumorausdehnung > 2cm aber < 5cm	Fernmetastasen (M)	
T3	größte Tumorausdehnung > 5cm	M0	keine Anzeichen für Fernmetastasen
T4	jeder Tumor mit direkter Ausdehnung auf Brustwand oder Haut	M1	Fernmetastasen vorhanden (meist Lunge, Leber, Knochen)

Tab. 13: TMN-Klassifikation am Beispiel Brustkrebs.

Die Beurteilung des Ausmaßes einer Krebserkrankung erfolgt nach der von *Pierre Denoix* Mitte des 20. Jahrhunderts entwickelten **TNM-Klassifikation**, die für jede Krebsart spezifisch definiert ist und am Beispiel des Brustkrebses in → Tabelle 13 dargestellt wird. Ein Tumor der Brust mit einer größten Ausbreitung von drei Zentimetern, zwei befallenen Lymphknoten in der Achsel, aber ohne erkennbare Fernmetastasen würde als T2 N1 M0 klassifiziert.

Krebserkrankungen sind die **zweithäufigste Todesursache** nach Herz-Kreislauf-Erkrankungen in Deutschland. Die Gesamtinzidenz für eine Krebserkrankung liegt pro Jahr für Frauen bei ca. 350/100.000, bei Männern bei ca. 450/100.000 und bei Kindern bei ca. 15/100.000. Jeder 3. Europäer erkrankt im Lauf seines Lebens mindestens einmal an Krebs. Da Krebserkrankungen mit steigendem Alter zunehmen und das mittlere Erkrankungsalter bei Frauen bei 68 und bei Männern bei 69 Jahren liegt, ist durch die steigende Lebenserwartung und den demographischen Wandel mit einer Zunahme der Erkrankungen zu rechnen. Die Erkrankung kann mit hohen Lebensqualitätseinbußen einhergehen (besonders im Kinderalter) und ist durch Frühkomplikationen im Rahmen der Behandlung (z. B. Nebenwirkungen von Chemotherapien) und Spätkomplikationen z. B. durch Rezidivierung der Erkrankung geprägt.

Risikofaktoren für Krebserkrankungen können je nach Erkrankung folgende Faktoren sein:

- genetische Vorbelastung
- ungesunde Ernährung, Bewegungsmangel, Übergewicht
- Nikotinkonsum
- Alkoholkonsum
- physikalische Schädigung (z. B. Ionisierende Strahlung)
- chemische Schadstoffe (z. B. Benzol, Luftverschmutzung)
- Infektionen (z. B. Humanes Papillom Virus)

Die WHO stellt in ihrem Faktenblatt Nr. 297 aus dem Jahr 2013 fest, dass 30 % aller Krebstode weltweit durch Beeinflussung der oben genannten Risikofaktoren vermeidbar wären. Der wichtigste vermeidbare Risikofaktor ist hierbei der **Nikotinkonsum** durch Tabakrauch, der für 22 % aller weltweiten Krebstode und 71 % aller Lungenkrebstodesfälle verantwortlich zu machen ist.

Im Rahmen der in → Kapitel 2.8.3 skizzierten Ansätze stoßen Gesundheitssysteme weltweit bei immensen Therapiekosten und teilweise marginalen Lebenszeitgewinnen an ihre finanziellen Grenzen.

Tito Fojo und *Christine Grady* haben im Jahr 2009 in der Zeitschrift *Journal of the National Cancer Institute* hierzu Folgendes sinngemäß ins Deutsche übersetzt formuliert:

✱ Wissen | die 440-Milliarden-Dollar-Frage

„Wir müssen uns mit den steigenden Preisen der Krebstherapie auseinandersetzten. Wenn eine Lebenszeitverlängerung von 1,2 Monaten 80.000 US-Dollar kosten darf und damit die Verlängerung eines Lebensjahres den Einsatz von 800.000 USD rechtfertigen würde, dann bräuchte es 440 Milliarden USD, also das 100-fache des derzeitigen Budgets des National Cancer Institute, um das Leben jedes der 550.000 Amerikaner, die jährlich an Krebs sterben, um ein Jahr zu verlängern. Und keiner dieser Patienten würde dadurch geheilt."

3.6.2 Diagnostische und therapeutische Ansätze

Je nach Krebsart kommen zu diagnostischen Zwecken Blutuntersuchungen, bildgebende Verfahren und Biopsien in Betracht. Die durch Biopsien gewonnenen Gewebeproben können mikroskopisch, immunhistochemisch und wie in → Kapitel 2.8.2 beschrieben durch Gensequenzierung untersucht werden. Neben der Diagnosestellung ist vor allem die Feststellung des Krankheitsstadiums, das sogenannte **Staging**, im Sinne der TNM-Klassifikation entscheidend, da je nach Tumorumfang und Metastasierung unterschiedliche Prognosen resultieren und unterschiedliche Therapieansätze. Dies kann mitunter auch darüber entscheiden, ob eine kurative Therapie noch indiziert ist oder eine Palliativtherapie eingeleitet werden sollte. Je nach diagnostischem Befund kommen eine oder mehrere der folgenden Therapieoptionen zur Anwendung:

- operative Tumorentfernung (Resektion)
- Strahlentherapie
- Medikamenteneinsatz (Chemotherapie u. a.)
- abwartende Beobachtung („watchful waiting")
- palliative, symptomatische Therapie

Die Festlegung der geeigneten Therapie auf Basis der vorliegenden Befunde erfordert häufig die Kompetenz mehrerer medizinischer Fachgebiete. Daher erfolgen Diagnosestellung und Festlegung der Therapieoptionen häufig in interdisziplinären Teams, die in organspezifischen Krebszentren organisiert im Rahmen regelmäßiger **Tumorkonferenzen** gemeinsam alle Befunde eines Patienten analysieren und eine fachlich abgestimmte Therapieentscheidung treffen.

3.6.3 Prognose und Perspektiven

Die Heilungschancen einer Krebserkrankung sind abhängig von Erkrankungsart, Entdeckungszeitpunkt, bisheriger Ausbreitung (Metastasierung, Lymphknotenbefall), Aggressivität des Tumors und Begleiterkrankungen. Aus diesem Grund wurden zahlreiche **Screeningprogramme** zur Krebsfrüherkennung, beispielsweise bei Brust-, Darm- oder Prostatakrebs, initiiert. Einige Krebsfrüherkennungsprogramme haben nach derzeitiger Studienlage jedoch keinen Vorteil hinsichtlich Überleben oder Lebensqualität erbracht. Als prognostische Maßzahl hat sich die sogenannte **Fünf-Jahres-Überlebensrate** etabliert, die den Anteil der Patienten beschreibt, die fünf Jahre nach Erstdiagnose noch leben.

Ungünstige prognostische Faktoren sind eine **Metastasierung** (90 % aller Todesfälle sind nicht durch den Primärtumor verursacht), die Fähigkeit des Tumors, eigene Blutgefäße zum besseren Wachstum bilden zu können (Angiogenese), die Unempfindlichkeit gegenüber Sauerstoffmangel (Hypoxietoleranz) und die Fähigkeit, sich als körpereigenes Gewebe tarnen zu können (Immune Escape). Viele tödliche Verläufe kommen durch Folgeerscheinungen der Tumorerkrankung wie Gefäßverschlüsse (Thromboembolien), die starke Abmagerung (Kachexie) oder Infektionen mit Sepsis aufgrund des geschwächten Immunsystems zustande.

✱ Lesetipps | **Literatur und Websites**

Fojo, T.; Grady C. (2009): **How much is life worth.**
Cetuximab, non-small cell lung cancer, and the $440 billion question.
Im Internet unter: *http://www.ncbi.nlm.nih.gov/pmc/articles/PMC2724853/pdf/djp177.pdf*

Website des **Krebsinformationsdiensts des Deutschen Krebsforschungszetrums** (dkfz). Im Internet unter:
https://www.krebsinformationsdienst.de/

Website der **Gesellschaft der epidemiologischen Krebsregister in Deutschland** (GEKID) e. V.
Im Internet unter: *http://www.gekid.de/*

3.7 Asthma bronchiale

3.7.1 Kontext der Erkrankung

Asthma bronchiale ist eine chronisch entzündliche Erkrankung der Atemwege eine Überempfindlichkeit (Hyperreagibilität) der Bronchien und eines zeitweiligen Verschlusses (**Obstruktion**) der Atemwege. Der Name der Erkrankung leitet sich vom griechischen Wort *Asthma* (Atemnot) ab, das gleichzeitig die Hauptbeschwerde des Krankheitsbildes darstellt. In Deutschland leiden ca. 5 % aller Erwachsenen und 10 % aller Kinder unter Asthma bronchiale. Die Erkrankung stellt damit die häufigste chronische Erkrankung im Kinderalter dar. Neben der hohen Krankheitslast verursachen insbesondere **Exazerbationen** der Erkrankung durch notfallmedizinische Behandlung und stationäre Aufnahme hohe Kosten. Aus den genannten Gründen wurden sowohl für Erwachsene als auch in diesem Einzelfall für Kinder **Disease-Management-Programme** initiiert. Für die Behandlung von Asthma bei Erwachsenen und Kindern existiert außerdem jeweils eine Nationale Versorgungsleitlinie. Die Ursachen der Erkrankung können zum einen in einer allergischen Komponente, zum anderen in häufigen Infektionen der Atemwege (Intrinsisches Asthma) oder einer Mischform aus beiden Formen liegen. Durch die chronische Entzündung der Atemwege verengen sich die Bronchien. Dies geschieht durch Schwellung des Bronchialgewebes, vermehrte Bildung zähflüssigen Schleims und die Anspannung der nicht willkürlich beeinflussbaren glatten Muskulatur, die die Bronchien umgibt. Die Verengung der Bronchien kann zur totalen Obstruktion einzelner Lungenabschnitte führen. Gleichzeitig ist das Bronchialgewebe gegenüber Reizungen wesentlich empfindlicher und die Funktion der Flimmerhärchen in den Bronchien, die Fremdstoffe kopfwärts zur Entfernung aus der Lunge transportieren sollen, ist herabgesetzt oder aufgehoben.

Das durch diese Mechanismen entstehende Asthma bronchiale äußert sich vor allem durch folgende Beschwerden (**Leitsymptome**):

- wiederholtes Auftreten anfallsartiger, oftmals nächtlicher Atemnot (Dyspnoe)
- Brustenge
- Husten mit und ohne Auswurf
- pfeifende Atemgeräusche („Giemen"), insbesondere beim Ausatmen (expiratorischer Stridor)

3.7.2 Diagnostik

Die Diagnostik des Asthma bronchiale erfolgt mittels Anamnese der Symptome, körperlicher Untersuchung, Lungenfunktionsdiagnostik und einer allergologischen Diagnostik. Bei der **Lungenfunktionsdiagnostik** wird identifiziert, ob es sich wie beim Asthma bronchiale um eine Verlegung der Atemwege (obstruktive Störung) oder um eine Verminderung des zur Verfügung stehenden Lungengewebes (restriktive Störung) handelt.

Differentialdiagnostisch müssen zahlreiche Erkrankungen der Lunge, aber auch des Herzens und des Magens oder eine psychosomatische Erkrankung in Betracht gezogen werden, die ähnliche Symptome hervorrufen können wie ein Asthma bronchiale.

3.7.3 Stufentherapie

Die Therapie dieser chronischen Erkrankung verläuft gemäß Nationaler Versorgungsleitlinie nach einem Stufenschema in Abhängigkeit der Beschwerdeintensität wie in → Abbildung 12 am Beispiel des Therapiekonzeptes für Erwachsene dargestellt. Basis jeder Therapiestufe sind die folgenden Elemente zur Beeinflussung von Risikofaktoren für eine Verschlechterung der Erkrankung:

- Patientenschulung
- körperliches Training
- Vermeidung allergieauslösender Substanzen (Allergenkarenz)
- Nikotinentwöhnung
- Gewichtsreduktion bei Adipositas

Auf dieser Basistherapie bauen zwei weitere therapeutische Ansätze auf, die je nach Beschwerdebild zum Einsatz kommen. Zum einen können bei akuter Atemwegsobstruktion schnellwirksame **Beta2-Mimetika** (RABA[17]) durch Entspannung der glatten Muskulatur im Bereich der Bronchien die Atemwege binnen Sekunden erweitern. Zum anderen kann die Entzündungsreaktion durch Corticosteroide eingedämmt werden. Da Corticosteriode ab einer gewissen Dosis im Körper gravierende Nebenwirkungen verursachen, wird, sofern möglich, statt der Einnahme von Tabletten die Verabreichung von **Inhalativen Corticosteroiden (ICS)** bevorzugt, da sie am Ort der Entzündung wirken und somit wesentlich niedrigere Dosierungen notwendig sind,

---

[17] RABA: engl. Rapid Acting Beta2 Agonist

die weit unter der Schwelle liegen, bei denen gravierende systemische Nebenwirkungen auftreten. Zusätzlich können zur Intensivierung der Therapie langwirksame Beta2-Mimetika (LABA[18]), in die Entzündungsreaktion eingreifende Leukotrienrezeptorantagonisten (LTRA) oder das atemwegserweiternde Medikament Theophyllin eingesetzt werden.

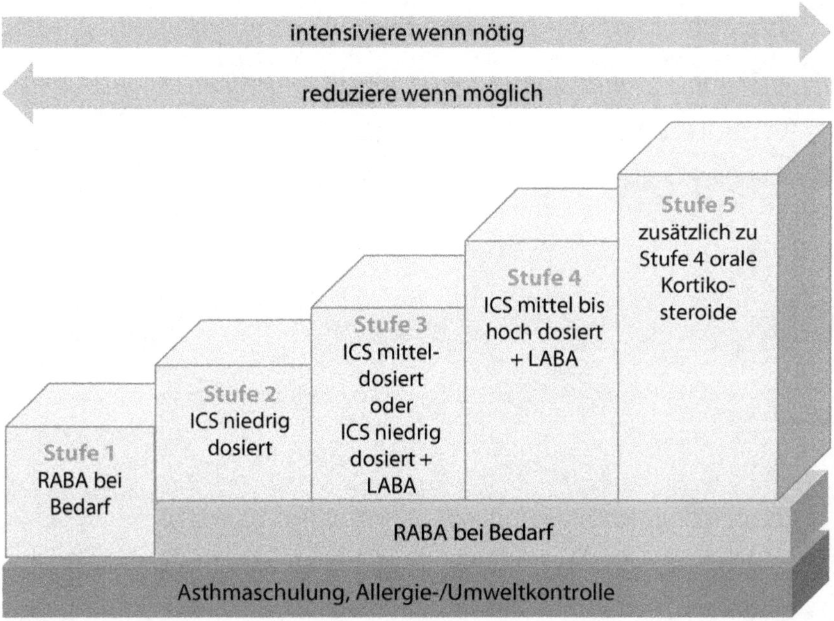

Abb. 12: Stufenschema der Asthmatherapie gem. NVL Asthma, 2. Auflage, Version 5, S. 21 (Darstellung ohne Sonderfälle und Alternativen)

Die Entscheidung zur Intensivierung oder Reduzierung der Therapie kann anhand der Beurteilung der **Stabilität der Erkrankung** wie in → Tabelle 14 dargestellt erfolgen.

[18] LABA: engl. Long Acting Beta2 Agonist

<table>
<tr><th>Kriterium</th><th>kontrolliertes Asthma
alle Kriterien erfüllt</th><th>teilweise kontrolliertes Asthma
1–2 Kriterien innerhalb einer Woche erfüllt</th><th>unkontrolliertes Asthma</th></tr>
<tr><td>Symptome tagsüber</td><td>≤2x/Woche</td><td>≥2x/Woche</td><td rowspan="5">drei oder mehr Kriterien des „teilweise kontrollierten Asthmas“ innerhalb einer Woche erfüllt.</td></tr>
<tr><td>Einschränkung der körperlichen Aktivität</td><td>nein</td><td>ja</td></tr>
<tr><td>nächtliche/s Symptome/Erwachen</td><td>nein</td><td>ja</td></tr>
<tr><td>Einsatz Bedarfsmedikation/Notfall-behandlung</td><td>≤ 2 x/Woche</td><td>≥ 2 x/Woche</td></tr>
<tr><td>Lungenfunktion</td><td>normal</td><td>< 80 % des Soll- oder persönlichen Bestwertes</td></tr>
<tr><td>Exazerbation</td><td>nein</td><td>eine oder mehrere/Jahr</td><td>eine pro Woche</td></tr>
</table>

Tab. 14: Therapiekontrolle des Asthma bronchiale gem. NVL Asthma, 2. Auflage, Version 5, S.16

3.7.4 Prognose

Wie aus den Zahlen der Prävalenz des Asthmas in → Kapitel 3.7.1 ersichtlich verschwinden ca. 30–50 % aller Fälle von kindlichem Asthma spontan. Die **weltweite Sterblichkeit** der Erkrankung wird bei ca. 235 Millionen Erkrankten mit 10 % angegeben, was Ausdruck der mangelhaften Therapiemöglichkeiten in vielen Ländern ist. In Deutschland sterben jährlich dennoch etwa 5000 Menschen an Asthma bronchiale, wobei tragischerweise ca. 90 % dieser Todesfälle durch angemessene **Schulungsmaßnahmen** des Patienten oder seiner Angehörigen vermeidbar gewesen wären. Bei frühzeitiger, angemessener Kontrolle der Erkrankung sind jedoch sowohl die volle körperliche Leistungsfähigkeit als auch eine **normale Lebenserwartung** gegeben.

3.8 Psychische Erkrankungen

3.8.1 Kontext der Erkrankung

Psychische Erkrankungen sind krankhafte Veränderungen der Wahrnehmung, des Denkens, des Fühlens, des Verhaltens, der Erlebnisverarbeitung oder der sozialen Beziehungen. Sie entziehen sich ganz oder teilweise der willentlichen Kontrolle des Patienten. Sowohl die Art als auch der Schweregrad einer psychischen Störung ist sehr unterschiedlich und unterliegt je nach Krankheitsbild mehr oder minder ausgeprägten Schwankungen. Nach ICD-10[19]-Klassifikation werden psychische Störungen in der Klasse F wie in → Tabelle 15 dargestellt eingeteilt:

ICD	Krankheitsgruppe	Beispielerkrankungen
F0x	organische, einschließlich symptomatischer psychischer Störungen	Morbus Alzheimer Demenz (F00.-*) psychische Störungen nach Schlaganfall, Blutungen, Tumoren etc. (F06.-*)
F1x	psychische und Verhaltensstörungen durch psychotrope Substanzen	akute Alkoholintoxikation (F10.0) Entzugssyndrom durch Opioide: (F11.3)
F2x	Schizophrenie, schizotype und wahnhafte Störungen	paranoide Schizophrenie (F20.0) wahnhafte Störung (F22.0)
F3x	affektive Störungen	Manie ohne psychotische Sympt. (F30.1) mittelgradige depressive Episode (F32.1)
F4x	neurotische, Belastungs- und somatoforme Störungen	spezifische (isolierte) Phobie (F40.2) Zwangshandlungen (F42.1) Posttraumatische Belastungsst. (F43.1)
F5x	Verhaltensauffälligkeiten mit körperlichen Störungen und Faktoren	Anorexia nervosa (F50.0) Störung Schlaf-Wach-Rhythmus (F51.2) Gesteigertes sexuelles Verlangen (F52.7)
F6x	Persönlichkeits- und Verhaltensstörungen	paranoide Persönlichkeitsstörung (F60.0) pathologisches Spielen [F63.0] pathol. Stehlen [Kleptomanie] (F63.2) Pädophilie (F65.4)

[19] ICD-10: **I**nternational Statistical **C**lassification of **D**iseases and Related Health Problems der WHO, Version 10

F7x	Intelligenzstörung	schwere Intelligenzminderung ohne relevante Verhaltensstörung (F72.0)
F8x	Entwicklungsstörungen	Lese- und Rechtschreibstörung (F81.0) Asperger-Syndrom (F84.5)
F9x	Verhaltens- und emotionale Störungen mit Beginn in der Kindheit und Jugend	einfache Aktivitäts- und Aufmerksamkeitsstörung (u.a. ADHS) (F90.0) Tourette-Syndrom (F95.2)

Tab. 15: ICD-10-Klassifikation psychischer Erkrankungen

Psychische Störungen sind weit verbreitet. Die 12-Monats-Prävalenz beträgt laut **DEGS-Studie** ca. 33 %, die Lebenszeitprävalenz wurde von Jacobi 2004 mit 42,5 % angegeben. Während zahlreiche psychische Störungen vorübergehen, wird die Zahl behandlungsbedürftiger Patienten in Deutschland auf ca. 8 Millionen geschätzt. Der Anteil von psychischen Erkrankungen an **Arbeitsunfähigkeitstagen** hat sich in den letzten 10 Jahren verdoppelt und ist gemäß DAK-Psychoreport 2015 der zweithäufigste Grund für Krankschreibung. Dabei ist zu beachten, dass psychische Erkrankungen einen deutlich längeren Arbeitsausfall verursachen (Ø 39,5 Tage) als somatische Erkrankungen (Ø 13,5 Tage). Der Anstieg von Arbeitsausfalltagen ist jedoch nach Meinung von Experten nicht auf eine Zunahme psychischer Erkrankungen, sondern auf verbesserte Behandlungsangebote und eine zunehmende **Enttabuisierung** psychischer Erkrankungen und einer damit verbundenen Zunahme der Akzeptanz vorhandener Therapien zurückzuführen. Außerdem haben psychische Erkrankung hohe finanzielle Auswirkungen. Die Bundesanstalt für Arbeitsschutz und Arbeitsmedizin bezifferte 2011 die direkten jährlichen Krankheitskosten mit 16 Milliarden Euro, das Bundesministerium für Arbeit und Soziales gab die indirekten Krankheitskosten durch Produktionsausfall mit 6 Milliarden Euro pro Jahr an. Der Anteil an Frühverrentungen aufgrund psychischer Leiden stieg laut Deutscher Rentenversicherung im Jahr 2012 binnen 18 Jahren von 14,5 % auf 41,9 % an.

Die Ursachen psychischer Erkrankungen sind in aller Regel multifaktoriell. So können biologische Ursachen wie eine genetische Vorbelastung, psychische Ursachen wie traumatisierende Erlebnisse und soziale Ursachen wie Überforderung oder Mobbing am Arbeitsplatz auslösende Faktoren einer psychischen Erkrankung sein.

3.8.2 Therapeutische Ansätze

Als Therapieoptionen kommen allgemein in Betracht:

- Psychotherapie
- Soziotherapie
- Pharmakotherapie

Die Therapie kann hierbei in verschiedenen Settings erfolgen. Neben einer ambulanten Behandlung kann eine Therapie in **Tageskliniken** sinnvoll sein, z. B. um eine Strukturierung des Tagesablaufs zu gewährleisten. Stationäre Therapien können auf freiwilliger Basis in offenen Stationen erfolgen, die hinsichtlich ihrer Organisation mit somatischen Stationen verglichen werden können, oder in **geschlossenen Stationen**, in denen Patienten auf richterlichen Beschluss bei Eigen- und/oder Fremdgefährdung auch gegen ihren Willen behandelt werden dürfen. Hiervon nochmals abzugrenzen ist die **forensische Psychiatrie**, in der verurteilte Straftäter behandelt werden.

Neben Ärzten und Pflegekräften sind auch Psychotherapeuten und je nach Erkrankungsbild weitere Gesundheitsfachberufe, beispielsweise Ergotherapeuten, an der Behandlung beteiligt.

3.8.3 Prognose und Perspektiven

Psychische Erkrankungen sind mit zahlreichen **Vorurteilen** belegt: So werden sie obgleich der oben angegebenen sehr hohen Lebenszeitprävalenz als selten angesehen. Ebenso denken viele, dass psychische Erkrankungen nicht behandelbar oder gar heilbar sind, was nach heutigem Stand für viele Patienten nicht zutrifft. Obgleich es Patienten gibt, die aufgrund einer psychischen Erkrankung eine Gefährdung darstellen, sind die meisten psychisch Erkrankten nicht für Dritte gefährlich. Ein weiteres Vorurteil besteht darin, dass psychische Erkrankungen ja gar keine richtigen Erkrankungen seien, sich die Patienten „mal zusammenreißen" sollten.

Dass psychische Erkrankungen keinesfalls ungefährlich sind, zeigt die Tatsache, dass in Deutschland 2015 insgesamt 44.590 Todesfälle aufgrund psychischer Erkrankungen verzeichnet wurden, davon ca. **10.000 Suizide**. Dies sind beispielsweise deutlich mehr Todesopfer als durch Verkehrsunfälle (ca. 4.000/Jahr).

Im Jahr 2001 konstatierten Jacobi und Wittchen eine deutliche **Unterversorgung** psychisch Kranker: So erhielten nur 36,4 % der diagnostizierten

Patienten mit Behandlungswunsch im Jahr 2000 überhaupt irgendeine Intervention, wobei ca. 10 % eine annähernd adäquate Therapie erhalten hätten. Von Eintritt der Diagnose bis zur Erstbehandlung seien im Mittel 7,4 Jahre vergangen. Problematisch ist in diesem Zusammenhang, dass es bei einer Unterversorgung psychischer Erkrankungen im ambulanten Bereich wie bei somatischen chronischen Erkrankungen zu einer **Exazerbation** der Erkrankung kommen kann und so die Anzahl stationärer Behandlungsfälle zwischen 2005 und 2013 um 37 % gestiegen ist. Gleichzeitig soll durch Einführung des **Fallpauschalensystems PEPP** (Pauschaliertes Entgeltsystem in Psychiatrie und Psychotherapie) die Verweildauer stationär behandelter Patienten durch Vergütungsabschläge bei Überschreiten einer bestimmten Verweildauer reglementiert werden. Die eigentliche bereits verbindlich geplante Einführung wurde auf das Jahr 2018 verschoben, sodass die Teilnahme an diesem System bislang weiterhin auf freiwilliger Basis erfolgt.

✱ Lesetipps | **Literatur und Websites**

Jacherz, N. (2013): **Psychische Erkrankungen.** Hohes Aufkommen, niedrige Behandlungsrate. Deutsches Ärzteblatt. PP12. 02/2013. S. 61. Im Internet unter: *http://www.aerzteblatt.de/pdf.asp?id=134430*

Bundesministerium für Arbeit und Soziales und Bundesanstalt für Arbeitsschutz und Arbeitsmedizin (2013): **Sicherheit und Gesundheit bei der Arbeit.** Unfallverhütungsbericht 2011. Berlin. Im Internet unter: *http://www.baua.de/de/Publikationen/Fachbeitraege/Suga-2011.html*

Deutsche Rentenversicherung Bund (2015): **Rentenversicherung in Zeitreihen.** Im Internet unter: *http://www.deutsche-rentenversicherung.de/Allgemein/de/Inhalt/6_Wir_ueber_uns/03_fakten_und_zahlen/03_statistiken/02_statistikpublikationen/03_rv_in_zeitreihen.html*

Bundesministerium für Bildung und Forschung (2011): **Seele aus der Balance.** Erforschung psychischer Störungen. Im Internet unter: *http://www.gesundheitsforschung-bmbf.de/_media/Seele_aus_der_Balance.pdf*

Statistisches Bundesamt (2017): **Gestorbene nach Todesursachen**. Im Internet unter:
http://www.destatis.de/DE/ZahlenFakten/GesellschaftStaat/Gesundheit/Todesursachen/Tabellen/GestorbeneAnzahl.html

4 Ausgewählte Spannungsfelder in der Medizin

4.1 Lebensverlängerung vs. Lebensqualität

Die Fortschritte der modernen Medizin ermöglichen vielen Patienten ein Leben bzw. Überleben in Situationen, deren Prognose früher als infaust zu betrachten war und auch heute noch in Gegenden eingeschränkter medizinischer Versorgung infaust ist. Gleichzeitig mit der Zunahme technischer, intensivmedizinischer Möglichkeiten stellen sich zunehmend **ethische Fragen**, die sich vor Erreichen des medizinischen Fortschritts aufgrund natürlicher Grenzen nicht gestellt haben. Ebenso haben große gesellschaftliche Entwicklungen wie der sogenannte **demographische Wandel** und die **Globalisierung** bedeutenden Einfluss auf die Medizin der heutigen Zeit und müssen daher berücksichtigt werden.

4.1.1 Demographischer Wandel

Die Lebenserwartung eines erwachsenen Menschen betrug um das Jahr 1870 ca. 36 Jahre. Das bedeutet, dass genau die Hälfte der im Jahr 1870 in Deutschland geborenen Menschen 36 Jahre oder älter wurden, was vor allem durch die hohe Säuglingssterblichkeit der damaligen Zeit begründet war.

Die Lebenserwartung stieg aufgrund der Einführung zahlreicher Innovationen wie der flächendeckende Zugang zu sauberem Trinkwasser, allgemeine hygienische Maßnahmen, politische Stabilität und damit verbundene persönliche Sicherheit, aber auch medizinische Errungenschaften in den letzten Jahrzehnten kontinuierlich an und steigt derzeit ohne absehbares Ende weiter. Basierend auf den Sterbetafeln 2012/2014 gibt das Statistische Bundesamt für in Deutschland geborene Mädchen eine **Lebenserwartung** von 83 Jahren und einen Monat und für Jungen von 78 Jahren und zwei Monaten an. Gleichzeitig mit dem zunehmenden Alter der Menschen in Deutschland steigt durch den Wandel der Arbeitswelt, familiärer Situationen und anderer Faktoren das Durchschnittsalter der Gebärenden, während die absolute Zahl der Geburten bis 2015 kontinuierlich sank. Dies alles führt zu einer Verschiebung der Bevölkerungszusammensetzung hin zu einer sogenannten **Überalterung** der Gesellschaft. Da sich durch diese Entwicklung die Zahl der nicht mehr Erwerbstätigen im

Verhältnis zu den erwerbstätigen Beitragszahlern der Sozialversicherungssysteme verschiebt, gleichzeitig aber auch die Inzidenz von Erkrankungen im Alter stark zunimmt, geraten Gesundheitssysteme, wie die Deutschlands oder beispielsweise Japans, durch den demographischen Wandel enorm unter Druck und werfen zunehmend Fragen der **Verteilungsgerechtigkeit** bis hin zu radikalen Forderungen der Leistungsbeschränkung ab bestimmten Altersstufen auf. Durch die Zunahme altersbedingter neurodegenerativer Erkrankungen wie Morbus Alzheimer stellt sich zudem die Frage der Lebensqualität im Altern in einer anderen Dimension.

4.1.2 Wohl des Patienten/Medizinethik

Das mutmaßliche Wohl des Patienten, ausgedrückt durch den verständigen Patienten selbst oder, wie in → Kapitel 4.2.1 beschrieben, definiert durch seine(n) Stellvertreter, wird im Rahmen des medizinischen Fortschritts zunehmend von seinen Wertvorstellungen, also seinen moralischen und ethischen Grundsätzen, bestimmt. Die Beschäftigung und Ermittlung des individuell aber auch gesellschaftlich moralisch und ethisch Gewollten bzw. Gesollten wiederum ist Gegenstand der **Medizinethik**. Dass die hierbei entstehenden Fragestellungen keinesfalls einfach und eindeutig zu lösen sind, verdeutlicht bereits das in → Abbildung 13 dargestellte **Vier-Prinzipien-Modell** von *Tom Lamar Beauchamp* und *James F. Childress*. Die Prinzipien, jedes für sich nachvollziehbar und wünschenswert, stehen teilweise untereinander in direktem Widerspruch und müssen für den konkreten Einzelfall gewichtet bzw. teilweise ignoriert werden.

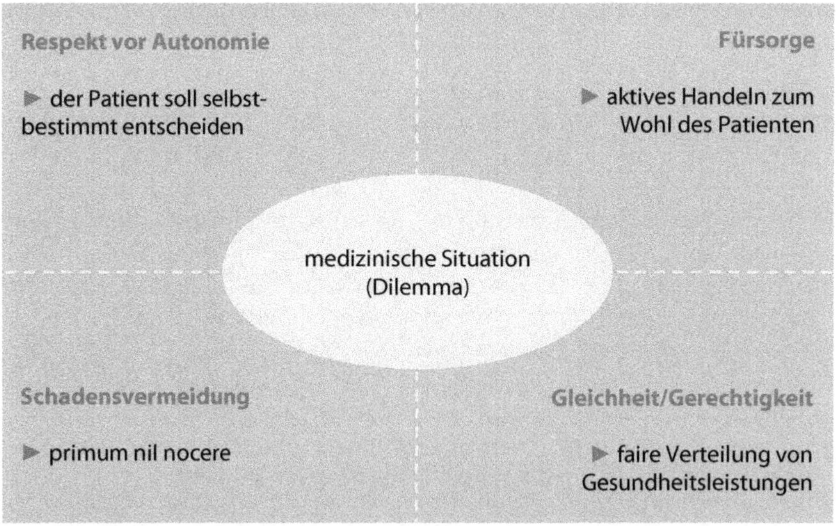

Abb. 13: Das Vier-Prinzipien-Modell von Beauchamp und Childress

*Lesetipps | **Literatur und Websites**

Website des Statistischen Bundesamts: **Lebenserwartung in Deutschland**. Im Internet unter: *https://www.destatis.de/DE/ZahlenFakten/GesellschaftStaat/Bevoelkerung/Sterbefaelle/Tabellen/LebenserwartungDeutschland.html*

Bundeszentrale für politische Bildung (2012): **Dossier Deutsche Verhältnisse**. Eine Sozialkunde.
Im Internet unter: *http://www.bpb.de/politik/grundfragen/deutsche-verhaeltnisse-eine-sozialkunde/138003/historischer-rueckblick?p=all*

Beauchamp, T. L.; Childress J. F. (1979): **Principals of Biomedical Ethics**. New York.

4.2 Selbstbestimmung und Eigenverantwortung

4.2.1 Der Wille des Patienten als oberstes Gesetz

Wie in → Kapitel 1.1.2 bereits beschrieben, wurde das Prinzip des Patientenwohles als oberstes Gesetz durch den Begriff des Patientenwillens ergänzt, was in bestimmten Situationen im Widerspruch zueinander steht. So hat der Patient nach juristischer Auffassung gesellschaftlich akzeptiert zwar das Recht auf **Selbstbestimmung**, im Fall einer akuten Eigen- oder Fremdgefährdung oder im Rahmen eines nicht erfolgreichen Suizidversuches greifen jedoch nach dem in → Kapitel 4.1.2 beschriebenen Prinzip der Fürsorge jedoch auch Rechtsnormen, die eine Behandlung gegen den ausdrücklichen Willen des Patienten erlauben bzw. sogar einfordern. Problematische Situationen ergeben sich außerdem insbesondere dann, wenn das Recht auf **Autonomie** noch nicht durch den Patienten selbst ausgeübt werden kann und die juristischen Stellvertreter des Patienten eine Entscheidung treffen, die nach medizinischen Gesichtspunkten gegen das Wohl des Patienten gerichtet ist.

* Beispiel | **Religion und Medizin**

Ein Kleinkind einer Familie, die der Religionsgemeinschaft der **Zeugen Jehovas** angehört, benötigt nach sorgfältiger Abwägung der Vor- und Nachteile aus medizinischer Sicht eine Bluttransfusion. Dies wird von der Familie aus religiösen Gründen abgelehnt, steht aber in offenkundigem Widerspruch zum physischen Wohl des Kindes, das bei Ausbleiben der Transfusion schwere körperliche Schäden erleiden oder sogar sterben kann. Während die Entscheidung eines geschäftsfähigen Erwachsenen zur Verweigerung einer Transfusion bei sich selbst zu akzeptieren ist, bleibt im oben genannten Fall anzuzweifeln, ob die Entscheidung auch dem Willen des Kleinkindes entsprechen würde.

Doch selbst in weitaus weniger konfliktbehafteten Situationen ist die Ermittlung des Patientenwillens durchaus problematisch. So hat zwar grundsätzlich, bereits seit über 100 Jahren juristisch eingefordert, vor jeder medizinischen Intervention eine Aufklärung und Einwilligung zu erfolgen, jedoch sind zahlreiche Patienten vorübergehend oder dauerhaft nicht in der Lage, selbst in entsprechende Maßnahmen einzuwilligen. Während bei minderjährigen Kindern die **Personensorgeberechtigten**, in der Regel beide Eltern, entscheiden dürfen, sind bei erwachsenen Patienten nicht automatisch Ehepartner, Kinder oder Elternteile entscheidungsberechtigt.

Es gibt jedoch im Wesentlichen **drei Instrumente**, mit denen dem mutmaßlichen Willen des Patienten Geltung verschafft werden soll:

- die Vorsorgevollmacht
- die Patientenverfügung
- die gerichtliche Bestellung eines gesetzlichen Betreuers

4.2.1.1 Die Vorsorgevollmacht

Für viele Lebensbereiche ist es möglich, anderen Personen eine Vollmacht zur Vornahme bestimmter Handlungen zu erteilen. So ist es auch möglich, dass ein Patient – noch im Vollbesitz seiner geistigen Fähigkeiten und im Zustand der **Geschäftsfähigkeit** – festlegt, welche Person für seine Gesundheitsbelange entscheiden soll, falls er selbst vorübergehend oder dauerhaft nicht dazu in der Lage sein sollte. Bei der Wahl des Bevollmächtigten ist der Patient grundsätzlich autonom und beispielsweise nicht an Verwandtschaftsbeziehungen gebunden. Der Bevollmächtigte muss die entsprechend erteilte Vollmacht selbstverständlich aber auch annehmen wollen. Neben der **Entscheidungsbefugnis** für medizinische Entscheidungen kann in einer Vorsorgevollmacht auch das **Auskunfts- und Einsichtsrecht** bezüglich der personenbezogenen Gesundheitsdaten wie der Krankenakte des Patienten geregelt werden. Die Erstellung einer Vorsorgevollmacht für Gesundheitsbelange kann beispielsweise auch anlassbezogen im Vorfeld einer umfangreichen oder risikobehafteten medizinischen Behandlung erfolgen, um notwendige therapeutische Schritte im Zuge der Behandlung durchführen zu können, die zu Beginn der Therapie noch nicht absehbar waren. Ein Beispiel hierfür ist die Frankfurter Gesundheitsvollmacht.

4.2.1.2 Die Patientenverfügung

Im Gegensatz zur Vorsorgevollmacht ermöglicht die Patientenverfügung dem Patienten, bereits im Vorfeld möglicherweise eintretender Krankheitszustände eine **Willenserklärung** zum Vorgehen in dieser konkreten Situation abzugeben und so seinen Willen zum Ausdruck zu bringen. Hierzu gibt es zahlreiche Vordrucke, die für bestimmte beispielhafte medizinische Situationen abfragen, wie der Patient im konkreten Fall entscheiden würde. Problematisch ist in diesem Zusammenhang jedoch, dass in vielen Fällen, insbesondere bei jungen bzw. weitgehend gesunden Patienten, die konkret eintretende Situation in der Zukunft nicht durch eine pauschal vorweggenommene Willenserklärung so abgebildet werden kann, sodass zweifelsfrei geklärt ist, wie zu verfahren ist. Auch sind pauschale Aussagen, wie „ich möchte nicht an Schläuchen hängen" irreführend, da unklar ist, ob der Patient keine aus seiner Sicht unnötigen lebensverlängernden Maßnahmen möchte, oder ob er jedwede Form der Narkose auch für kurzzeitige Eingriffe bei hervorragender Prognose ablehnt, da eine Narkose ohne Beatmungs- und Infusionsschläuche nicht sinnvoll durchführbar ist, auch wenn diese Schläuche ggf. nur kurz mit dem Patienten verbunden sind. Die Erstellung einer Patientenverfügung ist somit wesentlich komplexer als die Abfassung einer Vorsorgevollmacht und bekommt insbesondere bei chronisch bzw. ernsthaft erkrankten Patienten eine höhere Bedeutung, da beispielsweise bei absehbar begrenzter Lebenszeit konkrete Willenserklärungen abgegeben werden können. Eine Sonderform der Patientenverfügung, die auch für junge und gesunde Patienten angedacht werden sollte, ist der **Organspendeausweis**, in dem, je nach persönlicher Präferenz, die Einwilligung oder die Verweigerung einer Organspende im Fall des irreversiblen Funktionsausfalls des Gehirns (früher als **Hirntod** bezeichnet) festgehalten wird.

4.2.1.3 Die gerichtliche Bestellung eines gesetzlichen Betreuers

Da das Fehlen einer Vorsorgevollmacht oder Patientenverfügung bei medizinischen Interventionen trotzdem eine formale Ermittlung des mutmaßlichen Willens des Patienten und die Einwilligung eines offiziellen Stellvertreters erfordert, sind im Bürgerlichen Gesetzbuch Regelungen getroffen (§§ 1896 ff.), um einen **Betreuer gerichtlich zu bestellen**, der den mutmaßlichen Willen des Patienten offiziell vertreten soll. Dies kann zum einen eine dem Patienten nahestehende Person, beispielsweise der Ehepartner, ein Kind oder Elternteil, sein, aber auch eine dem Patienten fremde Person, die als Berufsbetreuer arbeitet und für ihre Tätigkeit eine pauschalierte Vergütung erhält.

✱ Lesetipps | **Literatur und Websites**

Frankfurter Gesundheitsvollmacht. Im Internet unter: *https://www.kgu.de/fileadmin/redakteure/Klinikum/Klinisches_Ethik-Komitee/Vollmacht_-_final.pdf*

Patientenverfügung, Informationsbroschüre des Bundesministeriums für Justiz und Verbraucherschutz.
Im Internet unter: *https://www.bmjv.de/SharedDocs/Publikationen/DE/Patientenverfuegung.html*

4.2.2 Aspekte der Eigenverantwortung

Aus der Selbstbestimmung, verankert in Artikel 2 des Grundgesetzes, erwächst gleichzeitig die Eigenverantwortung, definiert als die Möglichkeit, Fähigkeit, Bereitschaft und Pflicht, für das eigene Handeln, Reden und Unterlassen Verantwortung zu tragen. Wie aus der eben genannten Aufzählung hervorgeht, handelt es sich somit nicht nur um eine Verpflichtung, sondern auch um eine Kompetenz, die es, wie in → Kapitel 4.2.3 dargestellt, zunächst zu erlernen gilt. Dabei haben die im Rahmen der Eigenverantwortung durchgeführten oder unterlassenen Handlungen keineswegs nur Auswirkung auf die eigene Person. So werden **drei Ebenen** unterschieden, auf denen Eigenverantwortung wirkt:

- die Mikroebene
- die Mesoebene
- die Makroebene

Auf der **Mikroebene** ist jeder erwachsene, geschäftsfähige Mensch zunächst für seine Handlungen und die sich daraus ergebenden Konsequenzen, beispielsweise des daraus resultierenden Gesundheitszustands, verantwortlich. Auf der **Mesoebene** trägt jeder Mensch jedoch auch Verantwortung durch sein Handeln für sein unmittelbares Umfeld. So schädigen in der gemeinsamen Wohnung rauchende Eltern nicht nur ihre eigene Gesundheit, sondern auch die ihrer passiv rauchenden Kinder. Ebenso wirkt sich das Gesundheitsverhalten einer stillenden Mutter auch auf das gestillte Kind aus. Auf der **Makroebene** wirkt sich gesundheitsbewusstes Verhalten ebenfalls aus. So verpflichtet beispielsweise § 1 des SGB V die Versicherten zu Folgendem:

> ✱ Zitat
>
> „[...] Die Versicherten sind für ihre Gesundheit mitverantwortlich; sie sollen durch eine gesundheitsbewusste Lebensführung, durch frühzeitige Beteiligung an gesundheitlichen Vorsorgemaßnahmen sowie durch aktive Mitwirkung an Krankenbehandlung und Rehabilitation dazu beitragen, den Eintritt von Krankheit und Behinderung zu vermeiden oder ihre Folgen zu überwinden [...]"

Durch die gewissenhafte Entnahme von Leistungen aus der Solidargemeinschaft durch eigenverantwortliches Handeln soll so die Gemeinschaft als Ganzes profitieren.

4.2.3 Voraussetzung für eigenverantwortliches Handeln

Eigenverantwortliches Handeln ist keinesfalls selbstverständlich, sondern bedarf mehrerer Grundvoraussetzungen auf individueller und gesellschaftlicher Ebene. Aufseiten der Patienten sind sowohl die **Bereitschaft** zur Übernahme von Eigenverantwortung als auch die **Fähigkeit**, angemessen informiert eigenverantwortlich Entscheidungen zu treffen, von zentraler Bedeutung. Aus gesellschaftlicher Sicht ist eine Akzeptanz dieses eigenverantwortlichen Handelns mit den daraus erwachsenden Konsequenzen notwendig.

Im Kontext der medizinischen Behandlung zeigen sich hinsichtlich der Bereitschaft zum eigenverantwortlichen Handeln durchaus Unterschiede, die am Beispiel der Einwilligung eines Patienten in eine Behandlungsmaßnahme dargestellt werden können. Die in → Tabelle 16 dargestellten **Möglichkeiten zur Entscheidungsfindung** bezüglich eines medizinischen Vorgehens wurden von *Cathy Charles* und Kollegen im Jahr 1999 eingeführt.

		paternalistisches Modell	partizipative Entscheidungsfindung	Informationsmodell
Informationsaustausch	*Informationsfluss*	*Arzt → Patient*	*Arzt ↔ Patient*	*Arzt ← Patient*
	Informationsart	medizinisch	medizinisch und persönlich	medizinisch
	Ausmaß	so viel wie gesetzlich nötig	alles entscheidungsrelevante	alles entscheidungsrelevante
Abwägung Alternativen.		Arzt alleine	Arzt + Patient	Patient alleine
Treffen der Entscheidung		Arzt alleine	Arzt + Patient	Patient alleine

Tab. 16: Entscheidungsfindungsmodelle nach Charles et al.

Das in diesem Kontext als ideale Kombination aus **Patientenautonomie**, Fachexpertise und Vertrauensbeziehung angesehene Modell der Partizipativen Entscheidungsfindung entspricht in Befragungen jedoch nur teilweise dem präferierten Modell der Patienten. So zeigt sich in den von der Bertelsmann Stiftung durchgeführten Umfragen in den Jahren 2001–2012 einerseits, dass ca. 55 % der Befragten eine Entscheidung nach dem Modell der Partizipativen Entscheidungsfindung bevorzugen, während ca. 25 % eine Entscheidung nach dem Paternalistischen Modell und ca. 18 % der Befragten eine Entscheidung gemäß dem Informationsmodell bevorzugen, und andererseits, dass die Präferenz zur Partizipativen Entscheidungsfindung von Faktoren wie dem Alter und dem Schulbildungsgrad abhängt. So tendieren jüngere Menschen und Menschen mit Abitur im Vergleich zu älteren Menschen oder Personen mit Hauptschulabschluss häufiger zur Partizipativen Entscheidungsfindung.

Eine weitere Voraussetzung und möglicherweise der Grund für den bisher verhaltenen Umgang mit dem Konzept der Partizipativen Entscheidungsfindung ist die Kompetenz, verlässliche Informationen zu recherchieren und hinsichtlich ihres Nutzens angemessen bewerten und anwenden zu können, was auch als **critical health literacy** bezeichnet wird. Der Patient tritt dann als **Prosument**[20] und wesentlich am Prozess aktiv Beteiligter auf.

Grundvoraussetzung hierfür sind nach *Schäfer* und *Weißbach* das Vorhandensein sogenannten **„sauberen" Wissens**, also vertrauenswürdige unverfälschte Informationen, ein gesundheitspolitischer Rahmen, der garantiert, dass dieses Wissen auch ankommen kann, beispielsweise eine Publikationspflicht für alle klinischen Studien unabhängig von ihrem für den Auftraggeber günstigen oder ungünstigen Ergebnis, und die persönliche Disposition der Menschen. Ebenso fordern *Schäfer* und *Weißbach* aber auch die gesellschaftliche Akzeptanz des eigenverantwortlichen Handelns, das in letzter Konsequenz bei nicht mehr als akzeptabel angesehener Lebensqualität auch den Suizid des Patienten in Kauf nehmen müsste.

✱ Lesetipps | **Literatur und Websites**

Charles, C.; Gafni, A.; Whelan, T. (1999): **Decision-making in the physician-patient encounter**. Revisiting the shared treatment decision-making model. Social Science & Medicine. 49/1999. S. 651–661.

Amhof, R.; Böcken, J.; Braun, S.; Schlette, S. (2015): **Shared Decision Making**. Beteiligung von Patienten an medizinischen Entscheidungen. Gesundheitsmonitor Newsletter. 03/2015. Im Internet unter: *http://gesundheitsmonitor.de/uploads/tx_itaoarticles/200503NL.pdf*

Braun, B.; Marstedt, G. (2014): **Partizipative Entscheidungsfindung beim Arzt**. Anspruch und Wirklichkeit. Gesundheitsmonitor Newsletter. 02/2014. Im Internet unter:
https://www.bertelsmann-stiftung.de/fileadmin/files/BSt/Presse/imported/downloads/xcms_bst_dms_39951_ 39952_2.pdf

Schaefer, C.; Weißbach, L. (2012): **Das Gesundheitssystem braucht mehr Eigenverantwortung**. Zeitschrift für Evidenz, Fortbildung und Qualität im Gesundheitswesen. 106(3). S. 199–204.

[20] Kunstbegriff aus den Worten *Pro*duzent und Kon*sument*

Nutbeam, D. (2000): **Health literacy as a public health goal.** A challenge for contemporary health education and communication strategies into the 21st century. Health Promotion International. 15(3). S. 259–67. Im Internet unter: *https://doi.org/10.1093/heapro/15.3.259*

4.2.4 Empowerment vs. Anreizprogramme

Wie bereits in den → Kapiteln 2.4.2.1 und → 2.5.2.2 beschrieben, stellt die Befähigung von Menschen zu eigenverantwortlichem gesundheitsbewusstem Verhalten einen wesentlichen Erfolgsfaktor sowohl in der Primärprävention von Erkrankungen als auch in der Bewältigung von Erkrankungen dar. Da die Befähigung von Menschen neben einer Informationskomponente in aller Regel auch Aspekte der Motivation betrifft, stellt sich im Rahmen der Förderung gesundheitsbewussten Verhaltens die Frage nach dem Grad der Beeinflussung von Individuen und deren Umfeld. Hierzu hat das *Nuffield Council on Bioethics* die in → Abbildung 14 dargestellte **Interventionsleiter** als Eskalationsmodell für den Eingriff in die Autonomie von Menschen zur Förderung gesundheitsbewussten Verhaltens vorgeschlagen. Grundsätzlich sollte eine Maßnahme auf einer höheren Stufe der Leiter erst dann ergriffen werden, wenn Maßnahmen auf niedrigeren Stufen keinen Erfolg zeigen bzw. versprechen.

Im Zusammenhang mit der Belohnung (**Inzentivierung**) gesundheitsbewussten Verhaltens wurden **Anreizprogramme** in zahlreichen Studien wissenschaftlich untersucht. So stellten *McIntyre* und Kollegen in einer Übersichtsarbeit beispielsweise fest, dass die Impfungsraten bei finanziellem Anreiz, beispielsweise in Form der Teilnahme an einem Gewinnspiel für einen Einkaufsgutschein oder Lebensmittelgaben, in Entwicklungsländern im Durchschnitt um 17 % anstiegen. *Seal* und Kollegen konnten die Impfraten von Obdachlosen gegen Hepatitis B durch Zahlung von monatlich 20 US-Dollar von 23 % auf 69 % verdreifachen. Grundsätzlich zeigt sich, dass finanzielle Anreizprogramme vor allem zur Stimulation einfachen Gesundheitsverhaltens und in Ländern bzw. Bevölkerungsschichten mit niedrigem Einkommen effektiv sind.

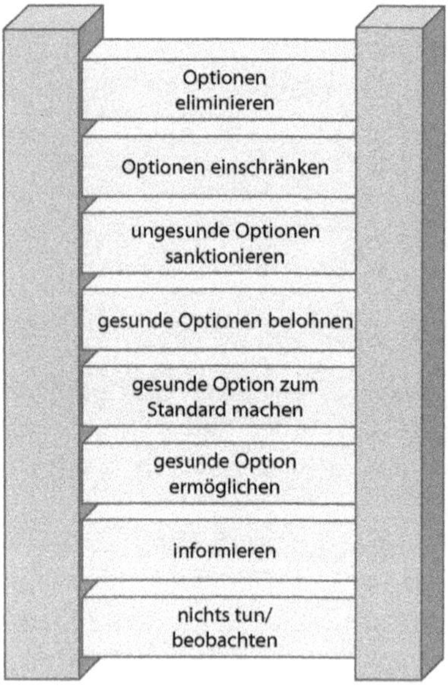

Beispiele

- Zwangsisolation hochinfektiöser Patienten
- Rauchverbot in öffentlichen Einrichtungen
- Tabaksteuer, Einschränkung von Autoparkplätzen
- steuerfreie Elektroautos Prämie bei Fahrradnutzung
- Reduktion des Salzgehaltes in Kantinenessen
- Rauchentwöhnungsprogramm anbieten, Fahrradwege bauen
- Informationskampagne zur gesunden Ernährung
- epidemiologische Überwachung von Erkrankungen

Abb. 14: Die Interventionsleiter des Nuffield Council on Bioethics

✱ Lesetipps | **Literatur und Websites**

Nuffield Council on Bioethics (2014): **Public Health. Ethical Issues.** Im Internet unter: *http://nuffieldbioethics.org/wp-content/uploads/2014/07/Public-health-ethical-issues.pdf*

Spectra 96 (2013): Newsletter **Gesundheitsförderung und Prävention.** Schweizer Bundesamts für Gesundheit (BAG). 01/2013. Im Internet unter: *http://www.spectra-online.ch/admin/data/files/issue/pdf/70/spectra_96_jan_2013_de.pdf?lm=1421406087*

Achat, H.; McIntyre, P.; Burgess, M. (1999): **Health care incentives in immunisation.** Aust N Z J Public Health 06/1999. 23(3). S. 285–288.

Seal, K. H.; Kral, A. H.; Lorvick J.; McNees, A.; Gee, L.; Edlin, B. R. (2003): **A randomized controlled trial of monetary incentives vs. outreach to enhance adherence to the hepatitis B vaccine series among injection drug users.** Drug Alcohol Depend. 08/2003. 71(2). S. 127–131.

4.3 Ökonomisierung der Medizin

Der Begriff Ökonomisierung beschreibt die Verbreitung ökonomischer Prinzipien in Lebensbereiche, in denen rein ökonomische Überlegungen, beispielsweise aufgrund solidarischer Finanzierung, nicht die oberste Priorität erfahren haben. Im Kontext medizinischer Versorgung beschreibt dieser Begriff, gelegentlich auch als Kommerzialisierung der Medizin bezeichnet, den Trend, allein auf wirtschaftliche Interessen auch entgegen der Interessen und dem Wohl des Patienten oder der an der Patientenversorgung Beteiligten zu fokussieren. Anders als ein aus ethischer Sicht gebotener sorgsamer, also ökonomischer Umgang mit den vorhandenen Ressourcen stellt die Ökonomisierung der Medizin die in → Kapitel 1.1 dargestellten Grundprinzipien in Frage. Im Folgenden sollen einige mutmaßliche Ursachen und Erscheinungsformen dieses Trends kurz skizziert werden, um einen ersten Eindruck in den derzeitigen Diskurs bezüglich der ökonomischen Aspekte medizinischer Leistungen zu geben.

4.3.1 Ursachen zunehmender Ökonomisierung

Die Ursachen der zunehmenden Ökonomisierung werden je nach Interessenlage der Beteiligten unterschiedlich gesehen. Im Bereich politisch Verantwortlicher werden Entwicklungen wie der demographische Wandel und die Steigerung der Behandlungskosten durch Innovationen als Hauptursache für den zunehmenden Kostendruck angeführt. Ärzte hingegen kritisieren vor allem die mangelhafte Krankenhausplanung, fehlende Investitionsbereitschaft und das pauschalierte Entgeltsystem, dem nur durch immer höhere Fallzahlen und Leistungssteigerung begegnet werden kann, die fehlende Investitionen durch ein positives Geschäftsergebnis quersubventionieren sollen. Problematisch wird von Ökonomen wiederum die mangelhafte Auslastung einzelner Gesundheitseinrichtungen sowie der fehlende politische Wille zur Konzentrierung von Leistungen bei gleichzeitiger Schließung einzelner Einrichtungen gesehen, durch die der ruinöse Preiskampf in einem an Festpreisen orientierten Gesundheitssystem (DRG, EBM, GOÄ[21]) ersetzt werden soll. Typische Effekte dieses ökonomischen Spannungsfeldes sind neben **Leistungsverdichtung** vor allem der Zu-

[21] DRG: Diagnosis Related Groups (Fallpauschalen bei stationärer Versorgung), EBM: Einheitlicher Bewertungsmaßstab (Entgeltsystem in der ambulanten Versorgung gesetzlich Krankenversicherter), GOÄ: Gebührenordnung für Ärzte

sammenschluss kleiner Krankenhäuser zur Verbünden, **Outsourcing** nichtmedizinischer Dienstleistungen, Konzentration auf besonders profitable Leistungsbereiche („**cherry picking**") und die **Privatisierung** hochdefizitärer kommunaler Gesundheitsversorger.

✱ Lesetipps | **Literatur und Websites**

Sozialwissenschaftliches Institut der Evangelischen Kirche in Deutschland: **Hintergrundinformation Ökonomisierung.** Im Internet unter: *https://www.sozialethik-online.de/download/Oekonomisierung.pdf*

Schweizerische Akademie der Medizinischen Wissenschaften (2014): **Medizin und Ökonomie – wie weiter?** Positionspapier. Im Internet unter: *http://www.samw.ch/de/Publikationen/Positionspapiere.html*

Jens Flintrop (2014): **Krankenhäuser zwischen Medizin und Ökonomie.** Die Suche nach dem richtigen Maß. Deutsches Ärzteblatt. 111(45). Im Internet unter: *http://www.aerzteblatt.de/pdf.asp?id=163452*

Nationale Akademie der Wissenschaften Leopoldina (2016): **Zum Verhältnis von Medizin und Ökonomie im deutschen Gesundheitssystem, 8 Thesen zur Weiterentwicklung zum Wohle der Patienten und der Gesellschaft.** Im Internet unter: *https://www.leopoldina.org/uploads/tx_leopublication/Leo_Diskussion*

4.3.2 Gesundheitsökonomische Evaluation

Die gesundheitsökonomische Evaluation beschreibt die Betrachtung der durch eine Gesundheitsdienstleistung entstandenen Kosten im Verhältnis zu der dadurch erzielten Wirkung. Dies kann im Rahmen der Kosten-Minimierungs-Analyse durch Betrachtung zweier als gleichwertig angesehener Therapiealternativen geschehen oder im Rahmen der Kosten-Effektivitäts-Analyse durch Vergleich medizinischer Effekte wie der Blutdrucksenkung in mm Hg (→ Kapitel 3.3) pro eingesetzter Geldeinheit. Während die Kosten-Nutzen-Analyse auch das medizinische Ergebnis in monetären Einheiten bewertet, entstanden im Rahmen der Kosten-

Nutzwert-Analyse Messgrößen wie die qualitätskorrigierten Lebensjahre (**QALY**[22]), die im Folgenden kurz dargestellt werden sollen.

QALYs versuchen, die Lebensqualität zu berücksichtigen, die dem Patienten im Rahmen seiner Restlebenszeit verbleibt, unter der Annahme, dass zwei Restlebensjahre bei vollkommener Lebensqualität (dies entspräche der dimensionslosen Zahl 1) einen höheren Wert haben, als die gleiche Restlebenszeit bei reduzierter Lebensqualität. Die geringste Lebensqualität in dem Konstrukt wäre mit dem Zahlenwert 0 der Tod, obgleich diskutiert wird, ob es bestimmte Gesundheitszustände gibt, die von Patienten noch schlimmer als deren Tod angesehen werden. Die QALYs einer medizinischen Maßnahme errechnen sich aus dem Produkt der durch die Maßnahme zusätzlich gewonnenen Lebensqualität und/oder Restlebenszeit im Vergleich zum Produkt bisheriger Lebensqualität und Restlebenszeit. Dies ermöglicht zwar rechnerisch den direkten Vergleich verschiedener Therapien, setzt aber zahlreiche Grundannahmen voraus, die Gegenstand deutlicher Kritik sind. So wird angenommen, dass bei rechnerisch identischen Nutzenwerten keine Präferenzen seitens des Patienten beispielsweise zwischen Lebensqualitätsverbesserung und Lebenszeitverlängerung herrschen (**Mutual Utility Independance**). Ebenso wird die Lebensqualität über den Zeitraum der Erkrankung als konstant angesehen (**Constant Proportional Time Trade-Off**), was der medizinischen Erfahrung widerspricht, dass Patienten auch mit schwerwiegenden Erkrankungen durch ein Arrangieren mit der Situation Lebensqualitätsgewinne erzielen. Ebenso setzen QALYs den objektiven Utilitarismus voraus, der online (*www.utb-shop.de*) anhand eines typischen Dilemmas aus der Entscheidungstheorie praktisch erklärt wird. Durch systematische Benachteiligung von Patienten mit geringer Therapiefähigkeit, begrenzter Restlebenszeit und kurzen aber schweren Krankheitsverläufen werden durch QALYs insbesondere ältere Menschen und Menschen mit Behinderung diskriminiert. Während das Instrument der QALYs im britischen Gesundheitssystem Anwendung findet, ist die Berücksichtigung dieses Instrumentes für Therapieentscheidungen in Deutschland seitens des IQWiG aus methodischen und ethischen Gründen abgelehnt worden, in den USA durch den als „**Obamacare**" bekannten *Patient Protection and Affordable Care Act* sogar gesetzlich verboten worden.

---

[22] QALY: Quality Adjusted Life-Year

> * Lesetipp | **Literatur**
>
> Koch, K.; Gerber, A. (2010): **QALYs in der Kosten-Nutzen-Bewertung**. Rechnen in drei Dimensionen. BARMER GEK Gesundheitswesen aktuell 2010. S. 32–48. Im Internet unter: *https://www.barmer.de/presse/infothek/studien-und-reports/gesundheitswesen-aktuell/gwa-2010-38808*

4.3.3 Optimierung des Lebens

Die Geburtshilfe gerät aufgrund sinkender Geburtenzahlen bei steigenden Erwartungen werdender Eltern und der deutlichen Verbesserung vorgeburtlicher Untersuchungen (**Pränataldiagnostik**) zunehmend in ein ethisches Spannungsfeld unter dem Aspekt der Nutzenmaximierung.

Während bis vor einigen Jahren die Untersuchung auf genetische Defekte eingeschränkt möglich und mit Risiken einer Fehlgeburt eines gesunden Kindes behaftet war, ist heutzutage die komplikationslose Untersuchung der DNA des Kindes im mütterlichen Blut oder gar die genetische Untersuchung künstlich befruchteter Eizellen vor Implantation in die Gebärmutter (**Präimplantationsdiagnostik**) möglich. Neben der juristisch akzeptierten Möglichkeit, bei Vorliegen eines genetischen Defektes einen Schwangerschaftsabbruch vorzunehmen, sind so auch weitgehende Eingriffe in die Planung des Lebens, wie beispielsweise die bewusste Implantation einer Eizelle mit bestimmtem Geschlecht oder bestimmten genetischen Merkmalen, möglich. Zwar ist dies aufgrund gesetzlicher Regelungen bis auf wenige Ausnahmen schwerwiegende Erkrankungen betreffend gesetzlich untersagt, doch schafft aller Erfahrung nach eine bestehende Möglichkeit auch eine entsprechende Nachfrage und damit verbunden ein entsprechendes Angebot, ggf. abseits gesetzlich geregelter Rahmenbedingungen. Somit ist durch die Verbesserung der Pränataldiagnostik nicht nur der Abbruch von Schwangerschaften mit infauster Prognose, sondern auch eine Selektion menschlichen Lebens möglich und im Fall bestimmter genetischer Erkrankungen Realität.

Neben der individuellen Entscheidung der werdenden Eltern für oder gegen die Fortsetzung einer Schwangerschaft wächst aber durch verbesserte Pränataldiagnostik gleichzeitig der Druck auf Schwangere, diese Möglichkeiten auch einzusetzen und die aus rein ökonomischer Sicht „einzig richtige" Entscheidung zu treffen, ein Kind mit mutmaßlicher Behinderung abzutreiben. Spätestens dieser Eingriff in die **individuelle Selbstbestimmung** überschreitet jedoch das ethische Wertesystem vieler Menschen und bedarf einer intensiven gesellschaftlichen Auseinandersetzung über die Grenzen der Möglichkeiten der Optimierung menschlichen Lebens.

* Lesetipp | **Website**

Informationen des Deutschen Referenzzentrums für Ethik in den Biowissenschaften: **Prädiktive genetische Testverfahren und Präimplantationsdiagnostik.** Im Internet unter:
http://www.drze.de/im-blickpunkt

4.3.4 Optimierung des Sterbens

Wie im → Kapitel 2.6.4 erläutert, findet derzeit ein intensiver Diskurs hinsichtlich der Selbstbestimmung am Ende des Lebens, beispielsweise in Form der **Sterbehilfe** oder des assistierten Suizides, statt. Abseits gesetzlicher Regelungen tangieren die vorhandenen Möglichkeiten ebenso wie die Pränataldiagnostik ein ethisches Spannungsfeld. Während in Ländern, in denen die aktive Sterbehilfe für Erwachsene zugelassen ist, derzeit über die aktive Sterbehilfe für Kinder diskutiert wird, werfen Kritiker der Sterbehilfe den Befürwortern vor, dass ältere Menschen oder Menschen mit Behinderung, die gleich aus welchem Grund den Eindruck haben, ihren Nachkommen zur Last zu fallen, oder aus Angst vor Unterversorgung, drohender oder eingetretener Altersarmut, sich selbst dazu genötigt fühlen, ein Angebot der Aktiven Sterbehilfe oder des Assistierten Suizids in Anspruch zu nehmen. So ist trotz der Entscheidung des Bundestages zum **Assistierten Suizid** im Jahr 2015 die gesellschaftliche Diskussion zur Optimierung des Sterbens aus individueller aber auch gesellschaftlicher Sicht bei Weitem nicht beendet.

✱ Lesetipp | **Website**

Deutsches Referenzzentrums für Ethik in den Biowissenschaften: **Zentrale Diskussionsfelder der Sterbehilfe.** Im Internet unter: *http://www.drze.de/im-blickpunkt/sterbehilfe/zentrale-diskussionsfelder*

4.3.5 Individuelle Gesundheitsleistungen (IGeL)

Individuelle Gesundheitsleistungen (IGeL) bezeichnen Leistungen, die nicht der Leistungspflicht gesetzlicher Krankenkassen unterliegen und folglich vom Patienten direkt bezahlt werden müssen. Es werden folgende Leistungen unterschieden:

- Leistungen, die qua gesetzlicher Forderung nicht „ausreichend, zweckmäßig und wirtschaftlich sind und das Maß des Notwendigen [...] überschreiten"
- Leistungen außerhalb des Versorgungsauftrages der Krankenkassen, beispielsweise Tauglichkeitsuntersuchungen für Sportarten oder Beratung und Impfungen vor Urlaubsreisen
- von Patienten gewünschte Leistungen ohne medizinische Indikation, beispielsweise die Entfernung einer Tätowierung oder andere kosmetische Operationen

Während vom Patienten gewünschte Leistungen ohne medizinische Indikation zweifelsfrei nicht im Versorgungsauftrag der Krankenversicherungen liegen und aufgrund ihres fehlenden medizinischen Nutzens einer besonders **sorgfältigen Nutzen-Risiko-Abwägung** zu unterziehen sind, haben Leistungen wie reisemedizinische Beratungen durchaus einen klar erkennbaren Nutzen. Hieraus kann sich jedoch kein Anspruch des Einzelnen auf Eintritt der Solidargemeinschaft ableiten. Besonders kritisch hingegen sind Leistungen zu betrachten, für die bislang kein Nutzennachweis erbracht worden ist oder die nach bisheriger Studienlage keinen Nutzen gegenüber Maßnahmen aus dem Leistungskatalog der Gesetzlichen Krankenkassen oder gar der **Unterlassensalternative** haben. Zwar hat der Patient aus juristischer Sicht ein Recht dazu, auch Therapien ohne Nutzennachweis oder einer ungünstigen Nutzen-Risiko-Relation auszuwählen, solange diese nicht „gegen die guten Sitten verstößt". Jedoch gibt es bereits zahlreiche Fälle, in denen Patienten bei solchen Therapien entweder eine nachgewiesene Wirksamkeit suggeriert wurde, oder in der Patienten mit infauster Prognose, die „sich an jeden Strohhalm klammern", mit dubiosen Heilversprechen horrende Geldbeträge abverlangt wurden. Der 109. Deutsche Ärztetag hat im Jahr 2006 die in → Tabelle 17 aufgelisteten Gebote zum Umgang mit IGeL verabschiedet.

Gebote im Umgang mit Individuellen Gesundheitsleistungen	
1.	Sachliche Information
2.	Ausschließliches Angebot zulässiger Leistungen
3.	Korrekte und transparente Indikationsstellung
4.	Seriöse Beratung
5.	Ärztliche Aufklärung inkl. wirtschaftliche Konsequenzen
6.	Angemessene Informations- und Bedenkzeit
7.	Schriftlicher Behandlungsvertrag
8.	Koppelung mit sonstigen Behandlungen (GKV-Leistungen) vermeiden
9.	Einhaltung von Gebietsgrenzen und Qualität
10.	Liquidation anhand der Gebührenordnung für Ärzte (GOÄ)

Tab. 17: Die 10 Gebote im Umgang mit IGeL (Beschluss des 109. Deutschen Ärztetages)

Trotz dieser bereits 2006 verabschiedeten Regelungen bleibt das Angebot von IGeL sehr kontrovers, da abweichend von den oben genannten Geboten, einige Angebote aggressiv beworben oder mit dem Anschein angeboten werden, dass diese Leistung erwiesenermaßen helfe, die jeweilige Krankenkasse aufgrund von Sparmaßnahmen die Kosten aber nicht erstatten würde. Ebenso werden Leistungen angeboten, die nach Prüfung des Nutzen-Risiko-Verhältnisses eindeutig nicht empfehlenswert oder gar eindeutig schädlich sind. Obgleich die Initiative für IGeL eigentlich vom Patienten ausgehen sollte, bieten zahlreiche Anbieter regelrechte Verkaufstrainings für Medizinische Fachangestellte an mit dem Ziel, den Praxisumsatz durch IGeL relevant zu erhöhen. Auf der Internetseite *www.igel-monitor.de* listet der Medizinische Dienst des Spitzenverbandes Bund der Krankenkassen e. V. für zahlreiche IGeL nach Prüfung der Nutzen-Risiko-Relation Empfehlungen auf. Die Seite *www.igel-aerger.de* gibt Einblicke in Patientenbeschwerden bezüglich angebotener IGeL, beispielsweise von Patienten, die sich von ihrem behandelnden Arzt unter Druck gesetzt gefühlt haben, IGeL zu kaufen.

✱ Lesetipps | **Literatur und Websites**

Bundesärztekammer und Kassenärztliche Bundesvereinigung in Zusammenarbeit mit dem Deutschen Netzwerk Evidenzbasierte Medizin e. V. (2012): **Selbst zahlen? – Ein Ratgeber zu Individuellen Gesundheitsleistungen (IGeL) für Patientinnen und Patienten sowie Ärztinnen und Ärzte.** Im Internet unter: *http://www.patienten-information.de/mdb/edocs/pdf/info/igel-checkliste.pdf*

Beschluss des 109. Ärztetages: **Zum Umgang mit individuellen Gesundheitsleistungen.** Im Internet unter: *http://www.bundesaerztekammer.de/aerztetag/beschlussprotokolle-ab-1996/109-daet-2006/punkt-vii/igel/1/*

IGeL-Monitor. Individuelle Gesundheitsleistungen auf dem Prüfstand, Datenbank zur Nutenbewertung von IGeL, finanziert durch den Medizinischen Dienst des Spitzenverbandes Bund der Krankenkassen e. V. (MDS). Im Internet unter: *http://www.igel-monitor.de/*

IGeL-Ärger. Ein Beschwerdeportal der Verbraucherzentralen für Patienten mit negativen Erfahrungen in Bezug auf IGeL. Im Internet unter: *http://www.igel-aerger.de*

4.4 Globalisierung in der Medizin

Neben dem demographischen Wandel beeinflusst die Globalisierung nahezu alle Lebensbereiche in besonderem Maße. So ergeben sich durch die Globalisierung einerseits Chancen für Patienten und Anbieter von Gesundheitsleistungen, andererseits gehen damit auch Risiken einher.

4.4.1 Chancen/Risiken aus Patientensicht

Die wesentlichen Vorteile der Globalisierung aus Sicht der Patienten bestehen zum einen in einem höheren Grad der Interaktionsmöglichkeiten der Anbieter von Gesundheitsleistungen, zum anderen aber auch in der Erweiterung bisheriger Möglichkeiten und der Nutzung von **Preisdifferenzen** bei Gesundheitsdienstleistungen.

Durch eine zunehmende Vernetzung von Gesundheitsanbietern weltweit ergeben sich Möglichkeiten für Patienten, beispielsweise durch Nutzung von Untersuchungsmethoden wie der Gensequenzierung eines Tumors in einem US-amerikanischen Labor wie in → Kapitel 2.8.2 beschrieben oder der Konsultation eines Spezialisten in einem beliebigen Land der Erde bei Auftreten einer hierzulande unbekannten Erkrankung. Ebenso sind bereits durch die erhöhte Vernetzung, beispielsweise in Form von Telemedizin, Verbesserungen in der Patientenbehandlung, beispielsweise in der Diagnostik und Therapie eines Schlaganfalls, möglich.

Durch den Zugang in andere Gesundheitssysteme eröffnen sich für Patienten ebenfalls neue Behandlungsmöglichkeiten: So kann der Patient entweder einen **Innovationsvorsprung**, beispielsweise bei einer neuartigen Methode, die nur an einem Zentrum außerhalb seines Landes angeboten wird, in Anspruch nehmen oder aber abweichende gesetzliche Regelungen in Anspruch nehmen. Während Paaren mit Kinderwunsch beispielsweise in Deutschland nach derzeitiger Rechtslage eine Eizellspende verwehrt werden muss, ist dieses Verfahren in anderen europäischen Ländern wie Spanien oder Tschechien rechtlich möglich.

Ein weiterer Effekt, der mit dem Begriff **Medizintourismus** bezeichnet wird, ist die Möglichkeit, Gesundheitsleistungen im Ausland zu deutlich günstigeren Konditionen zu erwerben. So haben sich im Bereich des Zahnersatzes oder der Fehlsichtigkeitskorrektur mittels Laser (Augenlasern) zahlreiche Angebote im Ausland etabliert, die neben der medizinischen Leistung auch die notwendigen Rahmenbedingungen wie Flug und Hotelunterbringungen realisieren und dennoch aufgrund niedrigerer Lohnkosten und anderer Einspareffekte Leistungen deutlich günstiger anbieten als im hiesigen Gesundheitssystem.

Mit dem Bezug von Leistungen im Ausland sind jedoch auch Risiken verbunden. So unterliegen die Gesundheitsanbieter im Ausland anderen gesetzlich-behördlichen Auflagen, die teilweise erheblich vom hiesigen Standard abweichen können. Im Fall einer Komplikation, beispielsweise bei Zahnersatz, wird eine erneute mit Kosten verbundene Behandlung im Ausland erforderlich, und aufgrund von Sprachbarrieren kann es zu folgenschweren Missverständnissen zwischen dem Behandelnden und dem Patienten kommen. Im Fall einer Rechtsstreitigkeit sind zudem die Gerichte im Land des Behandelnden zuständig, was in vielen Fällen die Geltendmachung von Ansprüchen wie Schadenersatz erschwert oder nahezu unmöglich macht.

4.4.2 Chancen/Risiken aus Anbietersicht

Nicht nur für Patienten, sondern auch für Anbieter von Gesundheitsleistungen im hiesigen System bieten sich Chancen und Risiken.

Wesentliche Chancen liegen zum einen in der Möglichkeit der Rekrutierung weiterer Patienten aus dem Ausland, zum anderen auch in der Kooperation mit ausländischen Partnern, beispielsweise zum günstigeren Bezug von Sachleistungen.

Bei der Behandlung ausländischer Patienten haben sich zahlreiche Gesundheitseinrichtungen auf die Versorgung **zahlungskräftiger Patientengruppen** aus dem außereuropäischen Ausland spezialisiert. Neben der medizinischen Leistung offerieren diese Anbieter auch umfangreiche Serviceleistungen, beispielsweise bei der Organisation von Visa, Flughafentransfer oder Hotelleistungen für begleitende Familienangehörige. Bei der Rekrutierung ausländischer Patienten treten jedoch oft auch sogenannte **Patientenvermittler** auf, die Patienten mit teilweise unrealistischen Versprechungen unter Einbehalt teilweise immenser Provisionen an Gesundheitseinrichtungen vermitteln.

Der Bezug von Sachleistungen lohnt sich für inländische Anbieter vor allem insofern, wenn aufgrund von Mengeneffekten oder hohen Produktionskosten im Inland deutliche Preisunterschiede zu realisieren sind. Beispielsweise können Zahntechniker nach digitaler Übermittlung von Daten oder Versand eines Zahnabdruckes per Logistikdienstleister in Fernost Zahnimplantate bei deutlich niedrigeren Lohnkosten herstellen.

Durch die zunehmende Globalisierung der Arbeitswelt ist es zudem möglich, Personaldefizite im Gesundheitswesen durch Rekrutierung ausländischer Fachkräfte zu decken, ein Vorgehen, das bereits seit Jahrzehnten beispielsweise im Pflegebereich praktiziert wird.

Wesentliche Risiken der oben genannten Optionen bestehen im potenziellen Zahlungsausfall des selbstzahlenden Patienten bei unvorhersehbaren Komplikationen oder gar frustranem Verlauf, ohne dass eine Behandlung abgebrochen werden kann. Ebenso können bei Bezug von Sachleistungen aus dem Ausland Qualitätsmängel auftreten. Insbesondere bei hohen Gewinnmargen, wie beim Bezug hochpreisiger Medikamente aus dem Ausland, steigt zudem das Risiko für Produktfälschungen. Aus der Tatsache der gestiegenen Mobilität von Arbeitnehmern erwächst zudem das Risiko, dass qualifiziertes Fachpersonal durch höhere Löhne und/oder bessere Arbeitsbedingungen in andere Länder auswandert bzw. abgeworben wird. Somit verstärkt die Globalisierung auch bestehende Personaldefizite, die aufgrund des demographischen Wandels und des damit einhergehenden erhöhten Bedarfs noch wachsen werden. Zwar kann ein Teil dieses Defizits durch Rekrutierung ausländischen Personals kompensiert werden, jedoch ist die Rekrutierung ausländischen Personals einerseits mit hohen Kosten verbunden und stellt andererseits aufgrund von Sprachbarrieren aber auch aufgrund von einem anderen kulturellen Verständnis von Krankheit und Gesundheit eine enorme Herausforderung mit einhergehenden Risiken für die Patientenversorgung dar.

* Lesetipps | **Literatur und Websites**

Frädrich, A. (2013): **Medizintourismus. Patienten weltweit „auf Achse“**. Deutsches Ärzteblatt. 2013/110. S. 35–36. Im Internet unter: *http://www.aerzteblatt.de/pdf.asp?id=145389*

Nagel, L.-M., Neller; M. (2013): **Medizintourismus. Das Geschäft der dubiosen Patientenvermittler**. Die Welt. 15.12.2013. Im Internet unter: *http://www.welt.de/122934103*

4.4.3 Multiresistente Keime und Pandemien

Der zunehmende weltweite Personenverkehr stellt die Gesundheitsversorgung vor deutliche Herausforderungen. So können dank intensiven Flugverkehrs Patienten mit hochansteckenden Krankheiten Krankheitserreger binnen weniger Tage weltweit verbreiten. Gleichzeitig entstehen durch die Evolution von Bakterien, aber auch unterstützt durch den immensen Einsatz von **Antibiotika** in der Tiermast und dem unsachgemäßen Gebrauch von Antibiotika beispielsweise bei viralen Infektionskrankheiten, zunehmend Bakterien, die gegen bisher entwickelte Antibiotika weitgehend oder gar vollkommen resistent sind. Auch diese Erreger, die teilweise gehäuft in bestimmten Regionen der Welt vorkommen, können durch Reisebewegungen das hiesige Gesundheitssystem und damit die hiesigen Patienten betreffen. Die Bekämpfung multiresistenter Keime und die Vermeidung von Pandemien ist somit nicht mehr nationale Aufgabe, sondern eine vielmehr internationale oder gar **globale Herausforderung**, was am Beispiel der in Hongkong ausgebrochenen Atemwegserkrankung SARS, der in Westafrika entstandenen Ebola-Epidemie oder der Bekämpfung des Zika-Virus in Südamerika deutlich wird. Obgleich das Auftreten von Pandemien in der Geschichte der Menschheit ab einer gewissen Bevölkerungsdichte zahlreiche Male gehäuft zu beobachten war, nimmt die Wahrscheinlichkeit und die mutmaßliche Intensität zukünftiger Pandemien darüber hinaus zu.

✱ Lesetipps | **Literatur und Websites**

Bundeszentrale für gesundheitliche Aufklärung (BZgA): **Informationsprotal Infektionsschutz.de.**
Im Internet unter: *http://www.infektionsschutz.de/*

Honigsbaum, M.: **How Pandemics spread.** TED Ed Lesson. Im Internet unter: *http://ed.ted.com/lessons/how-pandemics-spread*

Robert Koch-Institut (RKI): **Nationaler Pandemieplan.** Im Internet unter: *http://www.rki.de/DE/Content/InfAZ/I/Influenza/Pandemieplanung/Nationaler_Influenzapandemieplan.html?nn=2370466*

4.5 Medizin als Hochrisikobereich

Dieses Buch begann und schließt mit dem medizinischen Grundprinzip „primum nil nocere". Durch die in diesem Buch dargelegten Errungenschaften und weitere Rahmenbedingungen ist die moderne Medizin einerseits in den meisten Fällen sehr segensreich, sieht sich aber insgesamt zunehmend in einem Spannungsfeld von vier teilweise bereits andiskutierten, zunehmend kritischen Einflüssen wie in → Abbildung 15 dargestellt.

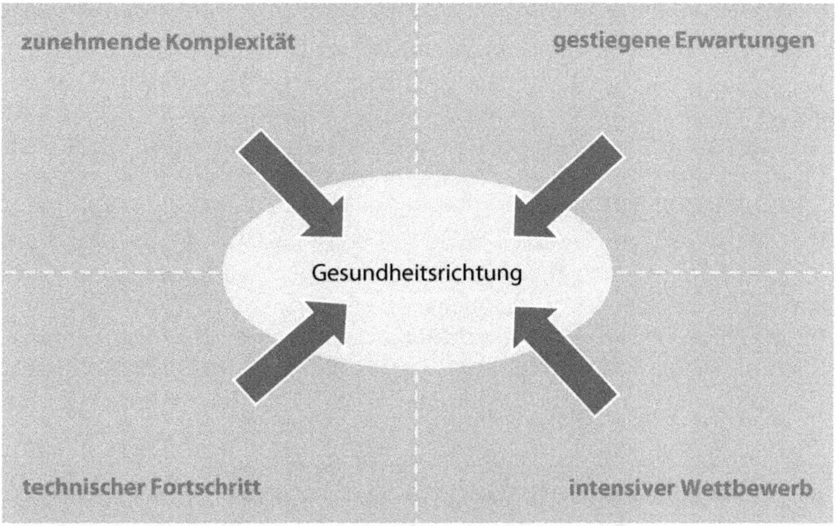

Abb. 15: Patientensicherheit im Spannungsfeld moderner Medizin

Durch zunehmendes Wissen, Differenzierung, Spezialisierung und Akademisierung der Gesundheitsfachberufe ist an die Stelle des omnikompetenten Allroundmediziners eine große Gruppe verschiedener Akteure in der Behandlung des Patienten getreten. Gleichzeitig verkürzt sich die Halbwertszeit medizinischen Wissens zunehmend. All dies führt zwangsläufig zu einer Zunahme der Komplexität in der Medizin. Durch spektakuläre Erfolge der Medizin und die teils selektive und subjektive mediale Berichterstattung sind die Erwartungen von Patienten und Angehörigen zudem in enormem Maß gestiegen. Wie in anderen Lebensbereichen ist auch hier zu beobachten, dass unerwünschte Ergebnisse immer seltener als schicksalhaft akzeptiert werden und insbesondere aufgrund der medialen Skandalisierung von Fehlern in der Patientenversorgung viel häufiger ein Versagen der Handelnden als eine naturgemäß auch potenziell ungünstig verlaufende Erkrankung angenommen wird. Der technische Fortschritt erhöht zum einen die Komplexität, sorgt aber auch dafür, dass immer größere Risiken eingegangen werden können für Patienten, deren Prognose noch vor einiger Zeit schlicht als infaust galt. Dies alles geschieht derzeit unter den Rahmenbedingungen zunehmenden Wettbewerbsdrucks, der wiederum seinerseits durch Leistungsverdichtung und Sparzwänge Risiken in der Patientenversorgung verstärken kann.

Dass das Gesundheitswesen als eines der komplexesten Systeme in einer Gesellschaft auch eine relevante Anzahl von Patienten unbeabsichtigt schädigt, stellte im Jahr 1999 die Publikation **„To err is human"** des **Institute of Medicine (IOM)** in den USA unter Beweis. So schätzte das IOM basierend auf Untersuchungen alleine die Zahl der Patienten, die jährlich durch vermeidbare Fehler in der stationären Versorgung ums Leben kamen, auf 44.000–98.000. Vermeidbare medizinische Fehler wurden somit als die achthäufigste Todesursache in den USA im Jahr 1999 geführt. Dass diese Zahl vielleicht sogar viel zu niedrig angesetzt wurde, da mutmaßlich eine hohe Dunkelziffer solcher Fälle existiert, unterstellten die Autoren um Martin Makary im Jahr 2016 im British Medical Journal, da sie basierend auf neueren Untersuchungen davon ausgehen, dass jedes Jahr sogar ca. 251.000 US-Amerikaner an Folgen vermeidbarerer Fehler versterben und medizinische Fehler somit die dritthäufigste Todesursache in den USA wären. Neben den fatalen medizinischen Folgen schätzt die OECD in der 2017 veröffentlichten Publikation „The Economics of Patient Safety", dass ca. 15 % der Gesamtausgaben im stationären Bereich ausschließlich der Kompensation medizinischer Fehler dienen und eine Vermeidung dieser Fehler somit nicht nur Patienten schützen, sondern auch das Gesundheitssystem massiv entlasten kann.

Zahlreiche Untersuchungen von Schadensfällen in der Medizin und in anderen Branchen wie der Luftfahrt zeigen, dass zwar bei den meisten Ereignissen menschliche Fehler eine Rolle gespielt haben, dass es sich aber mitnichten um rein „menschliches Versagen" handelt, sondern menschliche Fehler durch systemische Komponenten, beispielsweise durch eine suboptimale Gestaltung der Arbeitsumgebung oder eine mangelhafte Kommunikation in Behandlungsteams, gefördert bzw. provoziert werden. *James Reason*, einer der bekanntesten Arbeitspsychologen auf diesem Gebiet, bemerkte hier trefflich:

> ✱ Zitat
>
> „We cannot change the human condition, but we can change the conditions under which humans work."
>
> James Reason BMJ 2000;320:768–70

Aus den Erkenntnissen der Patientensicherheitsforschung hat die Agency for Healthcare Research and Quality (AHRQ) in den USA insgesamt fünf Eigenschaften formuliert, die besondere sichere Gesundheitseinrichtungen, sogenannte **High-Reliability Organizations (HROs)** kennzeichnen:

[1] Sensibilität für die Betriebstätigkeit (also das Bewusstsein, in einem Hochrisikobereich zu arbeiten)

[2] Abneigung gegenüber Vereinfachung (also die Vermeidung zu einfacher Erklärungen für komplexe Probleme)

[3] Auseinandersetzung mit Fehlern (also die systematischen Aufarbeitung von Ereignissen zur Verbesserung des Systems)

[4] Respekt vor Fachwissen (also die Berücksichtigung von Expertise der tatsächlich in der Versorgung Beteiligten)

[5] Widerstandsfähigkeit (also die systematische Vorbereitung, um auf Fehler angemessen zu reagieren)

Da diese Konzepte bislang nicht Standard der medizinischen Ausbildung sind, müssen bestehende Strukturen der Gesundheitsversorgung derzeit an diese Erkenntnisse angepasst und Personal der Gesundheitsversorgung intensiver als bislang geschehen für diese Thematik sensibilisiert werden. Neben einer Reihe gesetzlicher Regelungen, die in allen Gesundheitssystemen der Welt derzeit Einzug halten oder bereits implementiert sind, gibt es insbesondere Experten-Empfehlungen, welche Gesundheitseinrichtungen befähigen sollen, mit dieser Thematik angemessen umzugehen. Mittels eines strukturierten klinischen Risikomanagements können so auf dem Fundament einer wachsenden Sicherheitskultur die wesentlichen Risiken für die Patientensicherheit identifiziert, deren Ursachen analysiert, diese hinsichtlich ihrer Relevanz bewertet und durch angemessene Präventionsmaßnahmen bewältigt werden.

Das in Deutschland im Bereich Patientensicherheit maßgebliche Aktionsbündnis Patientensicherheit (APS) definiert die Begriffe **Klinisches Risikomanagement** und **Sicherheitskultur** für den stationären Versorgungsbereich in diesem Zusammenhang wie folgt:

✱ Definition | **Klinisches Risikomanagement und Sicherheitskultur**

Klinisches Risikomanagement in Krankenhäusern und Rehabilitationskliniken umfasst die Gesamtheit der Strategien, Strukturen, Prozesse, Methoden, Instrumente und Aktivitäten in Prävention, Diagnostik, Therapie und Pflege, die die Mitarbeitenden aller Ebenen, Funktionen und Berufsgruppen unterstützen, Risiken bei der Patientenversorgung zu erkennen, zu analysieren, zu beurteilen und zu bewältigen, um damit die Sicherheit der Patienten, der an deren Versorgung Beteiligten und der Organisation zu erhöhen.

Sicherheitskultur im Kontext des Klinischen Risikomanagements von Krankenhäusern und Rehabilitationskliniken beschreibt die Art und Weise, wie Sicherheit im Rahmen der Patientenversorgung organisiert wird, und spiegelt damit die Einstellungen, Überzeugungen, Wahrnehmungen, Werte und Verhaltensweisen der Führungskräfte und Mitarbeitenden in Bezug auf die Sicherheit von Patienten, Mitarbeitenden und der Organisation wider. Sicherheitskultur ist entwickelbar und unterliegt einem ständigen Lernprozess.

Die zur Umsetzung notwendigen Anforderungen lassen sich grafisch im APS-Modell des Klinischen Risikomanagements in → Abbildung 16 veranschaulichen:

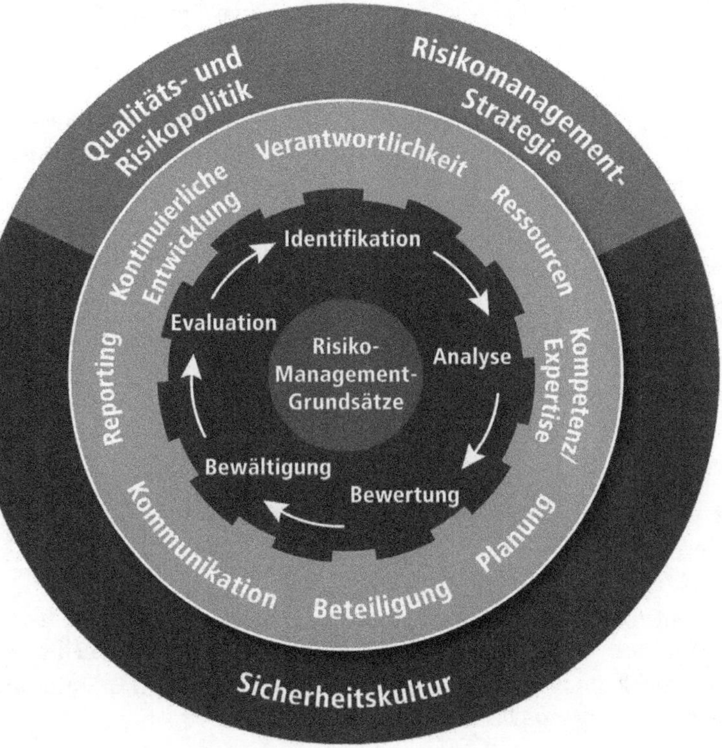

Abb. 16: Das APS-Modell des Klinischen Risikomanagements
Quelle: Aktionsbündnis Patientensicherheit e. V.

Der Schutz der Patienten vor vermeidbaren Schäden durch ihre Behandlung bleibt somit auch 2000 Jahre nach der Formulierung der Erkenntnis „primum nil nocere" eine der zentralen Aufgaben der Medizin.

✱ Lesetipps | **Literatur und Websites**

Institute of Medicine (US) Committee on Quality of Health Care in America (1999): **To Err is Human. Building a Safer Health System.** Washington (DC): National Academies Press (US), Im Internet unter: *https://www.ncbi.nlm.nih.gov/books/NBK225182/*

Makary, Martin A et al. (2016): **Medical error—the third leading cause of death in the US.** BMJ 2016;353:i2139

Slawomirski, Luke et al./OECD (2017): **The Economics of Patient Safety. Strengthening a value-based approach to reducing patient harm at national level.** Im Internet unter: *https://www.bundesgesundheitsministerium.de/fileadmin/Dateien/3_Downloads/P/Patientensicherheit/The_Economics_of_patient_safety_Web.pdf*

Reason, James (2000). **Human error: models and management.** BMJ 2000;320:768–70, Im Internet unter: *https://www.ncbi.nlm.nih.gov/pmc/articles/PMC1117770/pdf/768.pdf*

Agency for Healthcare Research and Quality AHRQ (2008): **Becoming a High Reliability Organization: Operational Advice for Hospital Leaders**, AHRQ Publication No. 08-0022. Rockville, MD, Im Internet unter: *https://archive.ahrq.gov/professionals/quality-patient-safety/quality-resources/tools/hroadvice/hroadvice.pdf*

Aktionsbündnis Patientensicherheit e.V. (2016): **Handlungsempfehlung Anforderungen an klinische Risikomanagementsysteme im Krankenhaus**, Im Internet unter: *www.aps-ev.de/wp-content/uploads/2016/08/HE_Risikomanagement-1.pdf*

Glossar

Akupunktur | Verfahren der Traditionellen Chinesischen Medizin, bei dem durch Einbringen von Nadeln an bestimmten Stellen des Körpers (Akupunkturpunkte) positive Wirkungen erzielt werden sollen

Anamnese | Erhebung der Krankheitsgeschichte eines Patienten zur Formulierung einer Verdachtsdiagnose und Planung des weiteren Vorgehens

Ätiologie | Lehre der Ursache von Krankheiten

Compliance | Bereitschaft des Patienten zur Mitwirkung im Rahmen der Behandlung, gelegentlich auch unter Verwendung des Begriffs Adherence

Confounder | Unbekannte Störgröße, die eine fehlerhafte Schlussfolgerung hinsichtlich einer Ursache-Wirkungs-Beziehung verursachen kann

Diagnose | Erkenntnis aufgrund einer oder mehrerer Untersuchungsverfahren (→ Diagnostik), welche Erkrankung/Verletzung vorliegt

Diagnostik | Maßnahmen, die während oder nach Anamnese durchgeführt werden, um aus den möglichen → Differentialdiagnosen die → Diagnose stellen zu können

Differentialdiagnose | Aufgrund der → Symptome mögliche → Diagnose, die im Lauf der Diagnostik bis zu ihrem Ausschluss mitberücksichtigt werden muss

Epidemie | Stark gehäuftes, aber örtlich und zeitlich begrenztes Auftreten einer Erkrankung, insbesondere bei Infektionskrankheiten zu beobachten

Evidenzbasierte Medizin | Individualmedizinisches Konzept, dass die bestverfügbaren Forschungsergebnisse mit dem eigenen klinischen Wissen und den Wünschen des Patienten zu einer abgestimmte optimalen Behandlung integriert

Exazerbation | Unkontrollierter Ausbruch bzw. Verschlimmerung einer Erkrankung

Homöopathie | Kontrovers diskutierte, vor allem in Deutschland verbreitete Lehre, nach der, basierend auf dem Simile-Prinzip, hochverdünnte Wirkstoffe, die unverdünnt ähnliche Krankheitssymptome zur Behandlung von Beschwerden enthalten, eingesetzt werden. Ein Nutzennachweis nach den Prinzipien der Evidenzbasierten Medizin existiert hierbei nicht, sodass Kritiker keine über den Placebo-Effekt hinausgehende Wirkung unterstellen.

Impfung | Verfahren der → Prävention, bei dem das Immunsystem durch abgeschwächte Krankheitserreger zur Bildung eigener Antikörper stimuliert wird (aktive Impfung) oder Antikörper zugeführt werden (passive Impfung) und so eine Immunität gegen eine Erkrankung erzeugt wird, sodass sich Infektionskrankheiten nicht mehr ausbreiten können und so auch (noch) nicht impfbare Personen geschützt sind.

Indikation | Legitimation einer → Therapie durch individuelle Abwägung des Nutzen-Risiko-Verhältnisses einer diagnostischen oder therapeutischen Maßnahme

Inzidenz | Rate der Neuerkrankungen an einer bestimmten Krankheit in einer bestimmten Bevölkerungsgruppe in einem bestimmten Zeitraum

Kontraindikation | Vorhandensein einer Situation, die die Durchführung einer diagnostischen oder therapeutischen Maßnahme aufgrund eines ungünstigen Nutzen-Risiko-Verhältnisses ausschließt

Meta-Analyse | Epidemiologisches Verfahren, bei dem im Rahmen einer Systematischen Übersichtsarbeit Studienergebnisse verschiedener Einzelstudien mathematisch zu einem Gesamtergebnis zusammengefasst werden

Palliativmedizin | Aktive, ganzheitliche Behandlung von Patienten mit einer progredienten, weit fortgeschrittenen Erkrankung und einer begrenzten Lebenserwartung, bei der die Beherrschung von Schmerzen, anderer Krankheitsbeschwerden, psychologischer, sozialer und spiritueller Probleme höchste Priorität besitzt

Pandemie | Im Gegensatz zur → Epidemie ein nicht örtlich begrenztes weltweites Auftreten einer Erkrankung, insbesondere bei Infektionskrankheiten wie Influenza, HIV oder Tuberkulose verwendet

Pathogenese | Beschreibung der Entstehung bzw. Entwicklung einer Krankheit

Placeboeffekt | Positiver Effekt, bei dem nicht ein biochemisch aktiver Wirkstoff, sondern die Handlung an sich (beispielsweise durch Einnahme einer wirkstofflosen Tablette) eine Besserung von → Symptomen hervorruft

Prävalenz | Rate an einer bestimmten Erkrankung in einer bestimmten Population zu einem bestimmten Stichtag bzw. innerhalb eines bestimmten Zeitraums erkrankter Personen

Prävention | Maßnahmen der Vorbeugung (primär), Früherkennung (sekundär) oder Nachbehandlung (tertiär) von Krankheiten bzw. die Verhinderung unnötiger → Diagnostik/Therapie (quartär)

Prognose | Individuelle Abschätzung des weiteren Krankheitsverlaufes bzw. der Heilungschancen aufgrund eigener Erfahrung und/oder externer Vergleichsdaten

Rehabilitation | Maßnahmen zur bzw. Zustand der Wiederherstellung einer bestimmten Situation, im Kontext medizinischer Versorgung der Wiedererlangung eines Gesundheitszustandes (medizinische Rehabilitation) oder der Wiedereingliederung in die Arbeitswelt (berufliche Rehabilitation)

Rezidiv | Wiederauftreten („Rückfall") einer Erkrankung oder deren → Symptomen nach deren mutmaßlichem Abklingen

Symptom | Zeichen, dass auf das Vorliegen einer bestimmten Krankheit hinweist

Therapie | Maßnahmen zur Behandlung von Krankheiten und Verletzungen auf der Basis einer gestellten → Diagnose

Index

B

C

F

G

M

N

O

P

T